鲍秀兰 谈
母乳喂养与辅食添加

鲍秀兰 / 著

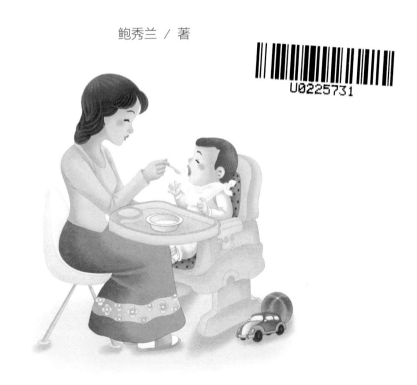

中国妇女出版社

图书在版编目（CIP）数据

鲍秀兰谈母乳喂养与辅食添加 / 鲍秀兰著. -- 北京:
中国妇女出版社, 2016.5
（鲍秀兰家庭育儿丛书）
ISBN 978-7-5127-1198-3

Ⅰ.①鲍… Ⅱ.①鲍… Ⅲ.①婴幼儿—哺育—基本知
识 Ⅳ.①R174

中国版本图书馆CIP数据核字（2015）第258201号

鲍秀兰谈母乳喂养与辅食添加

作　　　者：鲍秀兰　著
选题策划：姜　喆
责任编辑：王晓晨
封面设计：周周设计局
责任印制：王卫东
出版发行：中国妇女出版社
地　　　址：北京东城区史家胡同甲24号　邮政编码：100010
电　　　话：（010）65133160（发行部）　65133161（邮购）
网　　　址：www.womenbooks.com.cn
经　　　销：各地新华书店
印　　　刷：北京中科印刷有限公司
开　　　本：185×210　1/24
印　　　张：4.5
字　　　数：120千字
版　　　次：2016年5月第1版
印　　　次：2016年5月第1次
书　　　号：ISBN 978-7-5127-1198-3
定　　　价：29.80元

前言

　　每位父母首先关心的是宝宝的养育问题，希望宝宝能成长为健康、聪明、可爱的孩子。下一代的健康成长已成为全社会和众多家庭最关注的问题。多年来我通过与家长们的直接交流和接触，发现他们在面临很多问题时，仍然用陈旧的经验和育儿知识去处理，缺乏科学和具体的指导。

　　几十年来，我一直忙碌于医疗、教学和科研工作，通过不断学习和实践积累了新的知识和经验。我希望每个孩子都拥有最佳的人生开端，最佳的人生开端应该是充分、合理的营养，良好的健康状况，生活在一个有丰富的感知刺激的环境和充满爱心的家庭和社会氛围之中，使孩子体格、情感、智力和社会交往能力都得到全面发展。这些都需要家长具备科学的养育和早期教育知识。为此，我在医疗工作之余，先后出版了《0～3岁儿童最佳的人生开端》《婴幼儿养育和早期教育实用手册》《婴幼儿养育和早期干预实用手册（高危儿卷）》系列图书，受到了广大家长、医护人员和研究工作者的欢迎。

　　如今，很多80后甚至90后已成为父母，他们的阅读习惯和方式在改变。为了方便年轻的父母学习养育知识，我将多年积累的实践经验进行提炼，总结出了最主要的几部分内容，如婴幼儿的早期教育和潜能开发、婴幼儿健全人格培养，以及婴幼儿正确哺喂母乳和辅食添加，将这些内容做成专题图书，并配以精美的插图帮助理解和记忆；同时，我发现很多父母对于养育宝宝存在一定的误区，例如缺钙、黄疸、抗生素问题等，因此还编写了婴幼儿养育误区的专题。

这四本专题图书采用图文并茂、通俗易懂的方式，将最重要、最关键的养育知识传授给家长，希望能给您的育儿生活提供更多的帮助。

因为是初版，有不当之处，请读者批评指正。

鲍秀兰

2016年2月

目录

PART 1　母乳与配方奶粉的喂养

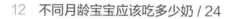
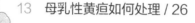
PART 2　正确添加辅食

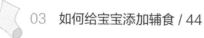

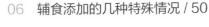

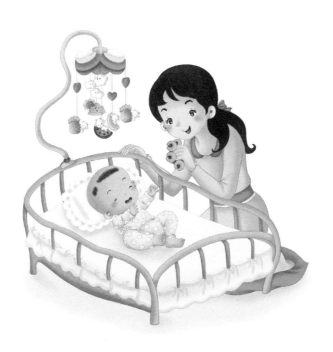

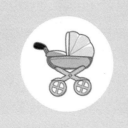

PART
1

母乳与配方奶粉的喂养

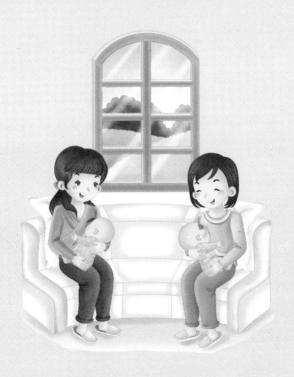

母乳是最适合宝宝的食物

母乳是为宝宝量身定制的营养品。每一种哺乳动物都会产生独特的乳汁,以满足其后代在生命之初的营养需求。这样的乳汁像血液一样,具有一定特性,能确保后代在特定的环境下存活下来,这一定律被称为"生物学特异性"。母乳喂养可以提供新生婴儿一个健康的生活开端。

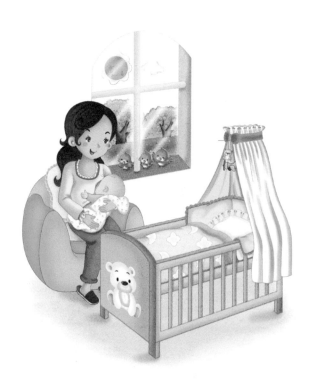

含有极好的脂肪

母乳中富含对大脑和视力发育至关重要的不饱和脂肪酸,它不仅会随着一天中哺乳时间和宝宝在不同发育阶段对能量的需要差异而变化,而且在每次哺乳中都会有脂肪含量较低的前奶和脂肪含量较高的后奶。不仅如此,母乳自带脂肪分解酵素的脂肪酶也会使得母乳中脂肪吸收充分。

含有特殊蛋白质

配方奶和牛奶中蛋白质的含量比母乳高2倍，但母乳中含的多半是容易消化的乳清蛋白，在胃里清空的时间是母乳的2倍，因此，配方奶喂养的宝宝易吐奶。配方奶含蛋白质多半是在婴儿胃里易凝成块不易消化的酪蛋白。这些会对宝宝的肠胃和肾脏造成额外的负担，即"代谢负荷过重"。另外母乳中含有大量牛磺酸，是大脑发育重要的营养物质。

维生素和矿物质吸收好

单就营养成分列表来看，母乳和配方奶粉中的维生素及矿物质含量差别不大，甚至配方奶粉中的营养成分更要全面些，有的量也多，但关键是仅有部分吸收进婴儿的血液，即生物利用率低。另外，婴儿尚未完全发育的肠胃在面对配方奶粉中不被吸收的物质（尤其是铁）时，会打乱肠道生态环境，这也许是配方奶粉喂养容易使大便干燥的原因之一。

研究显示，相比较配方奶粉喂养，母乳喂养的宝宝智商平均高出10分，并且这种优势和母乳喂养时间呈正相关。除了以上那些与宝宝视力和大脑发育相关的营养物质之外，哺乳妈妈更能以宝宝为中心的较多母子互动也是原因之一。

鲍奶奶提醒

和含有更多高度加工的蔗糖和玉米糖浆的配方奶相比，含有更多乳糖的母乳不仅香甜，易于消化，更符合婴儿大脑发育的需要。

母乳是宝宝健康的防护盾

母乳喂养不仅可以预防很多疾病，还可以治疗很多疾病，因为母乳像血液一样是活性物质，每一滴母乳中含有100万个白细胞，因此《可兰经》中将母乳称为"白色的血液"。

可提升宝宝免疫力

初乳：在出生后最初的几天里，新生儿容易受到细菌感染。比起之后的母乳，初乳不仅含有更多的白细胞和其他抗感染物质，更重要的是含有更多的抗体IgA，它覆盖在新生儿未发育好的肠壁上，防止细菌渗透到血液中。

填补免疫空当期：宝宝生后6个月内，从母体获得的抗体逐渐消耗，自体产生有限，和配方奶粉比较，母乳中的抗体和白细胞正好弥补这个空当。

不断更新宝宝的免疫力：母婴同时接触同样的病菌，与宝宝尚未发育完全的免疫系统相比，母亲完善的免疫系统可以及时反应并且产生抗体，通过母乳传递给宝宝，帮助宝宝战胜感染。

能预防很多疾病和不适

母乳不仅可以帮助宝宝有效预防和控制疾病，一旦发生疾病，母乳喂养的宝宝恢复也较其他喂养儿快。母乳的益处还包括：

A 易进易出

母乳中含有大量酶，因此宝宝容易消化及吸收，同时大便也不会臭不可闻。

B 较少腹泻和便秘

母乳有利于肠道内益生菌的生长，尤其高乳糖有利于双歧乳杆菌的生长，因此宝宝较少患消化道疾病。

C 预防过敏

初生宝宝的肠道像筛子，潜在的过敏原能够透过肠壁进入血液引发过敏，母乳中含有的IgA可以对宝宝的消化道进行封闭保护，同时母乳中还含有表皮生长因子（EGF）可以促进宝宝肠道黏膜的生长。

D 减少中耳炎的发生

这和过敏有关。豆类或牛奶导致过敏可能会造成宝宝中耳内液体堆积，弄湿鼓膜的同时为细菌繁殖提供了条件，很多语言发育迟缓的宝宝都有中耳频繁感染的经历。

E 可降低心血管疾病的发生

由于母乳中胆固醇含量较配方奶中高，婴儿肝脏可以代谢胆固醇，长大后血液中胆固醇含量反而低，心血管疾病发生率较低。

F 可预防糖尿病发生

研究表明，母乳喂养宝宝体内胰岛素水平显著低于配方奶粉喂养儿，可以有效预防糖尿病的发生。

鲍奶奶提醒

母乳喂养的宝宝鼻腔较大，其日后出现打呼噜和睡眠呼吸暂停问题的概率较小。近期理论表明，婴儿猝死可能由于睡得太沉，在呼吸暂停的几秒钟内没能及时醒来，而母乳喂养儿不会睡得过沉。

03 母乳喂养让宝宝有更好的外形和心态

母乳喂养可让孩子身材健美

　　一般成年后的肥胖多数源于婴幼儿时期的肥胖，母乳喂养的宝宝不容易超重，主要有以下原因：首先母乳中的脂肪多为不饱和脂肪酸；其次是喂养方法不同，母乳喂养的宝宝如果只是渴了，可能只吃几口低脂的前奶；另外母乳中的热量也会随着宝宝的发育阶段发生变化，6～12个月母乳中的脂肪含量会逐渐降低；还有就是饱感因子，在吃母乳最后的后奶时高脂奶水会给宝宝一种饱腹感，这种感觉连同宝宝体内一种叫胆囊收缩素（CCK）的激素发出饱食的信号，使得宝宝吃饱后不会继续吃下去，从婴儿期建立起良好的饮食模式降低了日后暴饮暴食的可能。

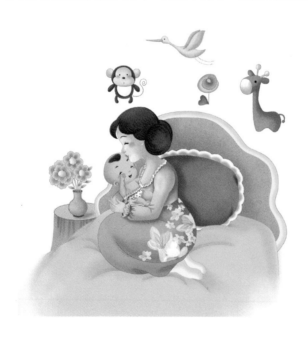

母乳喂养可让孩子有更好的外形

母乳中的钙质最容易吸收，因此吃母乳的孩子骨骼发育较好。而好的容貌与骨骼的发育有很大的关系，因为骨骼的发育决定脸形及体形。那些窄小而紧缩的脸、拥挤的牙齿、凸起的前额、几乎没有的下巴、圆的肩膀、凹陷的胸部，都是钙质吸收不足所造成，非常影响一个人的外貌。在一项研究中，仔细测量327个人的脸部骨骼，发现他们骨骼发育的情形与婴儿时哺育母乳的时间长短有关。结论是：出生后6个月内吃母乳可以决定日后的脸形。研究人员指出，吃母乳的孩子必须用力吸吮，脸部的肌肉运动量大，因此脸形比喝牛奶的孩子发育得更好。

母乳喂养可让孩子更快乐

母乳喂养的作用包括：给孩子安全感和让孩子产生自信，帮助学步儿更快地从沮丧中恢复、投入探索等。

鲍奶奶提醒

母乳喂养对妈妈的好处

亲喂母乳可帮助产妇子宫收缩，使子宫早日恢复正常，减少乳母乳腺癌或卵巢癌等疾病的发生；尽快减去孕期所增加的体重，恢复到正常的状态；减少一些经济开支；母乳喂养简单省事，母乳常保持合适的温度，不必像人工喂养那样花更多的时间购买配方奶、清洗消毒奶具等；母乳喂养有利于母亲避孕；能使母亲心情更放松，因为刺激乳汁分泌的催乳素对抗压力和催眠很有效果。

04 正确哺喂母乳

婴儿6月龄内应纯母乳喂养，无须给婴儿添加水、果汁、菜水等液体和固体食物，以免减少婴儿的母乳摄入，进而影响母亲乳汁分泌。从6月龄起，在合理添加其他食物的基础上，可继续母乳喂养至孩子2岁。

产前准备

母亲孕期体重适当增加（12千克～14千克），储存脂肪以供哺乳能量的消耗。母亲孕期增重维持在正常范围内，可减少妊娠糖尿病、高血压、剖宫产、低出生体重儿、巨大儿和出生缺陷及围产期死亡的危险。

产后要尽早开奶

生后2周是建立母乳喂养的关键时期。产后1小时内应帮助新生儿尽早实现第一次吸吮，对成功建立母乳喂养十分重要。

哺乳前准备

等待哺乳的婴儿应是清醒状态、有饥饿感，并已更换纸尿裤。哺乳前让婴儿用鼻推压或舔母亲的乳房，哺乳时婴儿的气味、身体的接触都可刺激乳母的射乳反射。

哺乳方法

　　每次哺乳前，母亲应洗净双手。正确的喂哺姿势有：斜抱式、卧式、抱球式。无论用何种姿势，都应该让婴儿的头和身体呈一条直线，婴儿身体贴近母亲，婴儿的头和颈得到支撑，婴儿贴近乳房、鼻子对着乳头。正确的含接姿势是：婴儿的下颌贴在妈妈乳房上，嘴张得很大，将乳头及大部分乳晕含在嘴中，婴儿下唇向外翻，嘴上方的乳晕比下方多。婴儿慢而深地吸吮，能听到吞咽声，表明含接乳房姿势正确，吸吮有效。哺乳过程注意母婴互动交流。

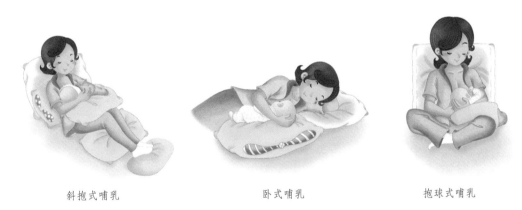

斜抱式哺乳　　　　　　　　卧式哺乳　　　　　　　　抱球式哺乳

哺乳次数

　　3月龄内婴儿应按需哺乳。4～6月龄逐渐定时喂养，每3～4小时1次，每日约6次，可逐渐减少夜间哺乳，帮助婴儿形成夜间连续睡眠能力。注意宝宝的个体差异。

如何喂母乳才能使宝宝吃得最好

母亲应体位舒适，心情愉快，全身肌肉放松。母婴必须紧密相贴，使婴儿体位和母亲相贴，婴儿的头和双肩朝向乳房，婴儿的嘴和乳头处于同一水平位置。母亲将拇指和四指分别放在乳房上、下方，托起整个乳房，避免"剪刀式"夹住乳房（除非乳汁流速过急，婴儿有呛溢时）。每次喂奶前先将乳头触及婴儿的嘴唇，刺激婴儿口张大，使其能大口地把乳头和乳晕放入口内，在婴儿吸吮时挤压乳晕下的乳窦，使乳汁排出，又能有效刺激乳头上的感觉神经末梢，促进泌乳和排乳反射。

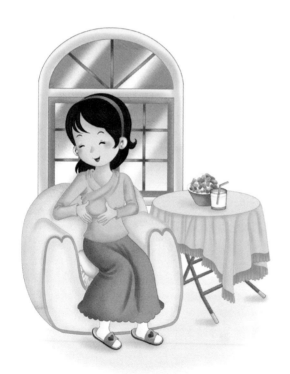

吸吮持续时间取决于婴儿的需要，让婴儿吸空一侧乳房后再吸另一侧，下次哺乳时先后次序交替，使两侧乳房均有排空的机会，并挤空剩余的乳汁，这样可促使更多的乳汁分泌。

不妨尝试以下方法促进母乳的分泌

A 按需哺乳

　　3月龄内婴儿应频繁吸吮，每日不少于8次，可使母亲乳头得到足够的刺激，促进乳汁分泌。

B 乳房排空

　　吸吮产生的"射乳反射"可使婴儿在短时间内获得大量乳汁，因此每次哺乳时应强调喂空一侧乳房，再喂另一侧，下次哺乳则从未喂空的一侧乳房开始。

C 乳房按摩

　　哺乳前热敷乳房，从外侧边缘向乳晕方向轻拍或按摩乳房，有促进乳房血液循环、乳房感觉神经的传导和泌乳作用。

D 生活安排

　　乳母身心愉快、充足睡眠、合理营养（需额外增加能量500千卡/日），可促进泌乳。

鲍奶奶提醒

　　母乳期间不能让婴儿吸吮橡皮奶头，必要时用匙喂，以免婴儿产生乳头错觉、拒吸母乳，从而造成母乳喂养困难。

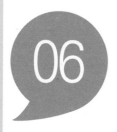

06 如何判断母乳量是否充足

判断乳汁是否足够的方法

母亲可从自身乳房变化和婴儿吃奶前后的表现判断奶量是否充足。喂奶前乳房有胀满感，局部表皮静脉清晰可见，喂奶时有下奶感觉，喂奶后乳房变软。婴儿吸吮时，能听到连续吞咽声，有时随着吸吮，奶水会从婴儿口角溢出，说明奶是充足的。婴儿开始吸奶时，常常急速有力地吸吮，3～5分钟后会吸到大部分乳汁，继而吸吮力变小。婴儿吃饱后会自动松开乳头。宝宝在新生儿期夜间睡2～3小时就醒，随月龄增大，夜间睡眠时间达5～6小时，则提示婴儿每次都能吃饱。啼哭不一定是婴儿饥饿的信号，很多原因，如太冷、太热、不舒服和要妈妈抱等都可用"哭"来表示。妈妈从哭声可学会区别婴儿不同的要求。观察婴儿尿量多少，如每天10次以上，每次尿量不少，则表示婴儿每天摄入的乳量充足。正常乳母产后6个月内每天泌乳量随婴儿月龄增长逐渐增加，成熟乳量平均可达每日700毫升～1000毫升。

乳汁足够的判断标准：

A 喂奶时有下奶感觉，喂奶后乳房变软。

B 婴儿吸吮时，能听到连续吞咽声，有时随着吸吮，奶水会从婴儿口角溢出。

C 宝宝在新生儿期夜间睡2～3小时就醒，随月龄增大，夜间睡眠时间达5～6小时。

D 婴儿每天尿10次以上，每次尿量不少。

母乳摄入不足的表现

A 体重增长不足，生长曲线平缓甚至下降，尤其新生儿期体重增长低于600克。

B 尿量每天少于6次。

C 吸吮时不能闻及吞咽声。

D 每次哺乳后常哭闹不能安静入睡，或睡眠时间小于1小时（新生儿除外）。

若确因乳量不足影响婴儿生长，也不要轻易放弃母乳喂养，可在每次哺乳后用配方奶补充。

鲍奶奶提醒

经常会有很多妈妈问，吃什么才能保证母乳的质量？乳母膳食营养除满足自身需要外，还应满足泌乳的营养素消耗的需要。哺乳期每天进食主食450克～500克，蛋类50克～100克，肉类100克～150克，豆制品100克，牛奶250克，蔬菜400克（绿叶菜应占50%）。烹调方法应多用烧、煮、炖，少用油炸，进餐时多喝汤。每日三餐外，可适当加餐2～3次，餐间多饮水，这样可促进乳汁分泌。

07 母乳喂养的常见问题及应对

问题一：怎样轻松断乳

断母乳并非断一切乳制品。给孩子断母乳时间最好在1~1.5岁，世界卫生组织建议母乳喂养延长到2岁。母乳虽为婴儿最理想食物，但随着婴儿长大，其量和质都不能满足婴儿需要，一般到6个月但不早于4个月，就需要添加辅食加以补充。此外，婴儿渐渐长大，其消化功能也逐渐成熟，乳牙开始萌出，有条件接受半固体和固体食物。因此，尽管母乳量足够，从6个月起也应按时添加辅食为断母乳作准备。同时仍应继续喂母乳，以免影响能量和营养素的充分摄取。这个过渡时期要持续数月。随着辅食增加，可逐渐减少母乳喂哺的时间和次数。

> 断母乳最好在母婴身体健康时进行，避免在夏天或患病时进行。断母乳应该是一个有计划的自然适应过程，尽量不要骤然断母乳，以免使宝宝不能适应而引起营养不良。

问题二：乳头内陷或皲裂怎么办

乳头内陷的乳头护理：孕晚期需每日用清水（忌用肥皂或酒精之类）擦洗乳头，产后除擦洗外，还可挤、捏乳头，也可用乳头矫正器矫正乳头内陷。母亲应学会"乳房喂养"而不是"乳头喂养"，大部分婴儿仍可从扁平或内陷乳头吸吮乳汁。

预防乳头皲裂及感染：每次哺乳后可挤出少许乳汁均匀地涂在乳头上，乳汁中丰富的蛋白质和抑菌物质对乳头表皮有保护作用。

问题三：精神因素会影响母乳的质量吗

　　精神因素会影响乳汁的质量。惊恐、愤怒、悲伤、忧虑、焦急和疲劳等精神因素都能使乳汁分泌大受影响，甚至可引起婴儿消化紊乱。心情愉快、生活平和、轻松自如，有充足的休息和适量的运动，有利乳汁分泌。

问题四：职业妈妈如何给宝宝哺乳

　　随着宝宝逐渐长大，职业妈妈需要重返职场，只要注意以下事项，就可以在工作和母乳喂养之间游刃有余：

　　合理安排工作和哺乳时间，确保每天哺乳不少于3次；外出或上班时挤出母乳，以保持母乳的分泌量。

　　母乳保存方法：母亲外出或母乳过多时，可将母乳挤出存放至干净容器或特备的"乳袋"，妥善保存在冰箱或冰包中，不同温度下母乳储存时间可参考下表。

母乳储存方法

储存条件	最长储存时间
室温（25℃）	4小时
冰箱冷藏室（4℃）	48小时
冰箱冷冻室（-20℃）	3个月

★冷藏母乳食用前用流动的温水温热至40℃左右即可喂哺。

15

08 早产儿的母乳

早产儿是指出生胎龄小于37周的新生儿。早产宝宝迫不及待地来到这个世界，不仅给爸爸妈妈带来惊喜，同时也给爸妈带来许多困扰，尤其由于早产宝宝的胃肠功能发育不成熟，因此对这些幼小的宝宝如何喂养是困扰家长们的大问题。

早产母亲的成熟乳与足月产母亲的成熟乳一样，热卡密度为67千卡/100毫升，但成分有所不同。从营养学的角度来看，早产母乳中蛋白质含量高，乳清蛋白比例高，利于早产儿快速生长；脂肪和乳糖含量较低，易于消化和吸收；钠盐较高，补充早产儿体内钠的丢失；钙磷比例适宜，能促进骨骼发育。

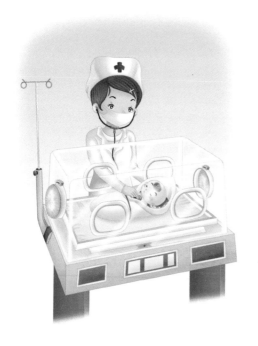

早产母乳特殊的生物学价值

早产母乳中的某些成分，包括激素、肽类、氨基酸、糖蛋白等，对早产宝宝胃肠结构与功能的成熟起着至关重要的促进作用。新生儿出生时肠道处于无菌状态，早产伴随的因素如剖宫产、抗生素的使用、开奶延迟等会导致生后体内一些共生的条件致病菌定植于肠道，从而引起肠道菌群失调。母乳中含有的益生菌和益生原能促进肠道菌群的正常定植，还含有许多生物活性成分，同益生菌和益生原一起都是肠道健康发育的基础。早产母乳中的乳铁蛋白、溶菌酶、免疫球蛋白、吞噬细胞和干扰素等有助于帮助宝宝防御包括败血症和脑膜炎在内的严重感染；早产母乳中富含长链多不饱和脂肪酸（如DHA）和牛磺酸，是成熟母乳的1.5～2倍，能促进早产儿视网膜和中枢神经系统的成熟，有利于宝宝智能的发育。

母乳是早产儿生命的源泉

母乳喂养可减少早产儿坏死性小肠结肠炎（这是早产儿容易出现的一种严重的消化系统并发症）的发生。研究表明，早产儿出生14天内摄入母乳越多，坏死性小肠结肠炎的发生率和死亡率越低。目前证据表明，母乳喂养时间越长，早产儿将来发生成年慢性疾病（肥胖、高血压、Ⅱ型糖尿病、心脑血管病）的概率越低。所以我们说，母乳是早产儿生命的源泉，母乳喂养影响着早产儿的健康和疾病的远期预后。

鲍奶奶提醒

对于胎龄小于34周、出生体重低于2000克的早产儿来说，纯母乳喂养摄入的营养成分不能满足其生长所需，会造成早产儿生长速度变慢，有引起骨发育不良和代谢性骨病的危险，因此应给予早产儿母乳强化剂（human milk fortifier, HMF）的喂养。

早产儿的配方奶

　　早产儿配方奶是特别为早产儿设计的、在住院期间专用的配方，热卡密度为80千卡/100毫升，其特点是：

A 蛋白质含量高，乳清蛋白与酪蛋白比例为60：40或70：30，能供应足量的必需氨基酸。

B 中链脂肪酸占脂肪总含量的40%，易于消化吸收。含有长链多不饱和脂肪酸，利于脑细胞的生长发育。

C 碳水化合物中40%为乳糖，60%为右旋糖酐-70，供给早产儿生长发育所需要的热量而不增加血浆渗透压。

D 钠含量较高，补充早产儿肾排钠量增加而导致的钠的丢失。

E 钙含量为正常母乳含量的3倍，使钙：磷接近2：1，增进骨骼健康。

F 强化各种维生素和微量元素的含量，以满足早产儿所需。

　　总之，早产配方奶保留了母乳的许多优点，使蛋白质、糖、脂肪等营养素易于消化和吸收，同时适当提高热量，强化了多种维生素和矿物质的含量，补充了纯母乳喂养导致的早产儿营养需求的不足。但要强调的是，早产配方奶无法替代母乳的生物学功能。

一般来说，适合体重低于2000克早产儿的乳类是强化母乳或早产配方奶，而前者无论从营养价值还是生物学功能都应作为首选。

婴儿配方奶也是早产儿乳类选择的一种，即普通足月儿的配方，热卡密度为67千卡/100毫升。如果早产儿胎龄较大、出生体重2000克以上，无严重并发症、无营养不良等高危因素，可以直接使用婴儿配方奶。

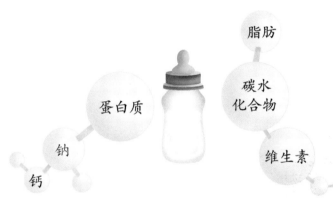

鲍奶奶提醒

早产儿出院后配方奶是专门为早产儿在出院后过渡期使用，其提供的能量和营养成分介于早产配方奶和婴儿配方奶之间，热卡密度为73千卡/100毫升。20世纪90年代，国外就开始研制早产儿出院后的配方奶，经过十几年的应用，发现在出院后使用这种特殊配方奶的早产儿比用普通婴儿配方者更快达到追赶性生长，骨骼发育也更加强壮。

10 如何给早产儿喂奶

　　绝大多数早产儿出生后第一天就可以开始喂奶了，有些发育极不成熟的小早产儿要在生命体征平稳之后才开始喂养。母亲产后，乳腺上皮细胞旁路开放，使得大分子抗体、抗炎成分、生长因子和其他保护成分一同通过乳腺上皮分泌形成初乳。母亲的初乳对早产儿非常珍贵。初乳含有大量生长因子，因此，小早产儿可以通过早期初乳

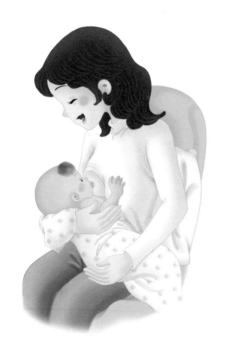

喂养，促进其肠黏膜表面快速增长，诱导消化酶合成。初乳的热卡密度可达73千卡/100毫升以上，而且含有更高含量的保护性生物活性物质。母亲孕期越短，初乳中保护性成分含量越高。

　　早产儿的母乳喂养会有很多困难和来自各方面的压力。正确的引导方式和积极的支持策略对于帮助早产妈妈建立信心、保证母乳喂养的成功至关重要。在产科，医务人员应对孕妇进行产前母乳喂养益处的知识普及，指导孕妇正确进行母乳喂养、产后应关注哪些哺乳问题、孕期用药的选择以及如何进行乳房护理；儿科医生

不仅要积极向家长介绍早产儿母乳喂养的益处、初乳的重要，还要落实母乳喂养过程中的所有细节，使母乳得到最大限度的利用；产儿科医师、营养师还应对哺乳母亲进行膳食营养指导。在早产儿母婴暂时分离的情况下，医生要指导母亲在产后6小时内开始吸奶，每天坚持吸奶8~10次，每次10~15分钟，并让乳母学习母乳的收集和保存方法等。

早产儿喂奶的注意事项：

A 国外提倡，住院早产儿的袋鼠式护理可减轻母亲的心理压力，通过原始自然的皮肤与皮肤的接触促进母婴间的生理—心理反馈，增进母婴间的情感交流，增强母爱和母亲的信心，并可增加母亲的泌乳量，延长泌乳期。

B 许多早产儿尤其是胎龄小于34周的早产儿，由于发育不成熟和疾病等原因，刚出生时常常不能自己吃奶，医生和护士会通过胃管把奶慢慢注入宝宝的胃里或通过滴管式喂奶器把奶滴入宝宝口中。开始可能每次喂奶量很少，可以每天多喂几次，根据宝宝的耐受程度逐渐增加喂奶量。

C 如果吃奶量还不能满足宝宝的需要，医生会给予肠外营养，即通过静脉输液将营养物质输入体内。等到宝宝吃奶多了，肠外营养就不需要了。

D 胎龄较大的早产儿的吸吮、吞咽和呼吸三者之间发育协调，可以自己吃奶。但是由于早产儿胃的容量小，每次喂奶量不可能像足月的宝宝一样多，而且他们吃奶很容易累，常吃吃停停，休息一会儿再吃，这是很正常的现象。有的宝宝脾气急，吃奶很快，常会憋得喘不过气来，这时要让他休息一会儿，喘几口气后再接着吃。

鲍奶奶提醒

母亲在给早产儿喂奶时一定要非常细致和耐心，应抱起来喂，尽量避免呛奶和吐奶。有的母亲的奶水很多、流速很快，宝宝来不及吞咽，常会造成呛奶，这时母亲可以用手指掐住乳晕周围，减慢乳汁的流速或将前面的奶先挤出一些，再让宝宝吃。

新生儿吃奶量怎么掌握

母乳是否吃饱的最重要指标是宝宝体重增长是否正常。如果体重增长正常，就不用担心。如果体重增长不好，改进喂哺姿势是很重要的，可以总结为"三贴""三姿"和含住乳晕。

A "三贴"
宝宝的嘴和下颌紧贴妈妈乳房；宝宝和妈妈胸贴胸；宝宝和妈妈肚子贴肚子。

B "三姿"
妈妈坐着喂；妈妈躺着喂（适合夜间），但妈妈不能睡着以免引起宝宝窒息；妈妈怀抱宝宝喂（适合剖宫产母亲）。

C 含住乳晕
含住乳晕，是宝宝的嘴要含住妈妈的乳头和乳晕，才能最好地吸吮。

如果经过努力，宝宝体重仍然增长不满意，可以用电动吸奶器吸出母乳看有多少量。一般宝宝这时的吃奶量每天应在500毫升左右，分8次，每次为60毫升。如果每次吸出母乳为30毫升，应该每次吃完母乳后补充配方奶30毫升。先吃母乳，后吃配方奶，否则影响宝宝吸吮母乳。白天勤哺喂母乳，可增加母乳分泌，随着母乳增多，逐渐减少或停喂配方奶。

母乳喂养宝宝的大便情况

母乳宝宝的大便应为淡黄色黏稠状，中间夹杂着一些细小的颗粒，有时稀如米糊状，每日数次。喝配方奶宝宝的大便通常呈褐色或黄色，质地比母乳喂养的大便黏稠。不同的宝宝排便规律差异较大。有些母乳喂养的宝宝每次进食后不久就会排便，这是胃结肠反射造成的，每当胃部有食物进入时就会刺激消化系统活动，引起排便，以后随着消化系统功能成熟会好转。

母乳喂养宝宝的尿液情况

排尿频繁的宝宝每1~3小时一次，排尿不频繁的每天只有4~6次，一般每天排6次以上为正常。正常的宝宝排尿每天少于6次，可能是奶量不足的表现。此外，宝宝的排尿量在生病、发热或气温非常高时可明显减少。排尿不应有疼痛感，如果排尿时哭闹应找儿科医生检查。健康宝宝的尿液呈淡黄或深黄色，颜色越深表明尿液越浓，说明婴儿摄入的水分越少。

12 不同月龄宝宝应该吃多少奶

新生宝宝的吃奶量

如果宝宝吃奶能维持每3小时一次，可以根据每次吃奶量计算一天的吃奶量。一般1～3个月的宝宝每天奶量为500毫升～750毫升，分8次，每次为60毫升～90毫升。每个宝宝吃奶量不尽相同，应根据个体情况决定。母乳喂养提倡按需哺乳，奶量能自动调节，宝宝体重不会增长过快。人工喂养宝宝，经常容易过度喂养，使宝宝体重增长过快。宝宝婴儿期过胖，成年后易患肥胖、高血压、糖尿病等成年慢性疾病。所以，不是宝宝越胖越好，体重增长适当才是最好的喂养效果。1个月以内婴儿，有的宝宝夜间睡眠持续时间较长，需要叫醒宝宝吃奶。1个月以内婴儿，夜间吃奶间隔不能超过4小时，这样做除了促进母乳分泌外，还可以避免宝宝低血糖的发生。1个月以后，夜间吃奶间隔时间可以延长，如果宝宝不醒，不用叫醒喂奶。

1～2个月宝宝的吃奶量

判断宝宝是否吃饱的最佳方法是看宝宝的体重增长是否正常。宝宝出生后头3个月每月体重增加约1千克。白天2～3小时喂奶一次，夜间如果睡眠好，可以4～5小时一次。人工喂养儿在2个月时，每次喂奶量约为120毫升，可以3~4小时喂奶一次，每天奶量为500毫升~750毫升。

3~4个月宝宝的吃奶量

宝宝体重每月增加450克~750克说明喂养合理。人工喂养儿的吃奶量每天为700毫升~800毫升，但也不绝对，因人而异。

5~6个月的宝宝吃奶量

纯母乳喂养儿，如果体重每月增加400克~700克，说明母乳充足，并一般6个月添加辅食。人工喂养儿每天奶量800毫升~1000毫升，为了预防肥胖发生，不主张超过1000毫升。

7~12个月的宝宝的吃奶量

7~8个月的宝宝，每天要喝母乳或者配方奶800毫升，每天要吃4~5次奶。9~10个月的宝宝喂奶的次数可以减少1~2次，但奶量每天最好保证700毫升~800毫升。奶是很好的蛋白质和钙的食物来源，不要因为增加其他食物的餐次而减少奶的摄入量。喂奶的量和进食的量有个体差异，可根据宝宝的生长发育状况调节喂养量和喂养次数。11~12个月的宝宝，每天喝奶量600毫升~800毫升。

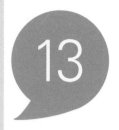

13 母乳性黄疸如何处理

母乳喂养足月新生儿，黄疸发生在生后2～3天，和生理性黄疸相似，但黄疸较重些，消退时间可晚一些，一般状况好，吃奶好，粪便色黄，尿色不黄，不影响生长发育，称为母乳性黄疸。据统计，我国新生儿母乳性黄疸发生率（血清总胆红素＞12.9毫克/分升）为34.4％。

母乳性黄疸分早发型和晚发型两种类型。

早发型黄疸

早发型发生在生后1周以内，在生后2～3天出现，高峰期在生后4～5天，和生理性黄疸相似，但比前者重，消退时间晚。造成的原因是母亲不会喂奶，虽然奶很多，但宝宝无效吸吮，使宝宝处于饥饿状态，胎粪排出延迟，使肠道内胆红素重吸收，造成黄疸加重。

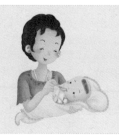

应对方法：少量多次喂母乳，宝宝吸乳时使其脸面朝向乳房，宝宝胸部贴住妈妈的胸部，宝宝的小嘴含住妈妈大部分乳晕，保证宝宝吸入足够的乳量。如果母乳不足，必要时用小匙加喂配方奶，同时进行光疗。

晚发型黄疸

晚发型黄疸发生在生后7~14天，在生理性黄疸减轻后又加重，黄疸最严重在生后2~3周或可延长到2~3个月。

应对方法：暂停母乳2~3天观察，黄疸减轻，继续母乳喂养，黄疸可有轻度反弹，随后继续下降而消退。停母乳期间喂配方奶，挤出母乳，保证母乳继续分泌。

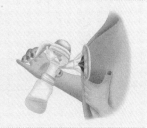

鲍奶奶提醒

家长不要认为宝宝晚上不吃奶会饿。据研究，健康足月儿（没有进食反流）4个月时能不吃奶继续睡6小时，5个月能不吃奶连续睡9小时，6个月时能不吃奶连续睡12小时。宝宝晚上不吃奶，白天便会多吃奶，家长不用担心营养不足。晚上睡长觉的宝宝生长发育好，有利于智能发育，妈妈养育起宝宝来也更轻松愉快。

 **宝宝呕吐和溢奶怎么办**

　　小婴儿溢奶是指喂奶后从口边溢出奶液，量不多，少数婴儿在喂奶后片刻因更换尿布等改变体位引起溢奶，如婴儿一般情况好，不影响生长发育，随月龄增长溢奶现象减少，至生后6个月自然消失，属正常现象。

　　呕吐和溢奶不同，吐奶是奶水多急速从嘴里涌出，也是小婴儿常见现象，与小婴儿消化道解剖和生理的特点有关。随着宝宝生长发育，6个月后这种现象逐渐消失。

宝宝呕吐的原因及预防

　　宝宝常见呕吐原因如喂奶次数过多、喂奶量过大，或奶头的孔径过大、出奶过快等；或喂奶时奶瓶中奶没有完全充满奶头，吃奶同时吃进空气；或喂奶后过多变动体位等。

　　正常宝宝如果喂养或护理不当均可引起呕吐。通过改进喂养和护理方法，再加上吃完奶后，竖抱起来拍拍背部，让他打嗝，并让婴儿采取右侧卧位等方法，均可有效预防呕吐。如果呕吐变得严重，应去医院检查并及时治疗。

溢奶发生原因及缓解方法

　　婴儿胃容量较小，呈水平位置，且具有贲门括约肌松弛、幽门括约肌发育较好等消化道的解剖生理特点，使6月龄内婴儿常常出现溢奶。喂养方法不当导致吞入气体过多或过度喂养也可发生溢奶。

　　喂奶后宜将婴儿头靠在母亲肩上竖直抱起，轻拍背部，可帮助排出吞入的空气而预防溢奶。婴儿睡眠时宜右侧卧位，可预防睡眠时溢奶而致窒息。若经指导后婴儿溢奶症状无改善或体重增长不良，应及时就诊。

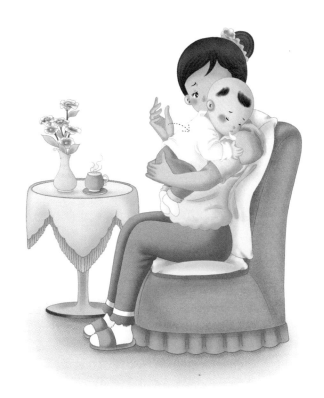

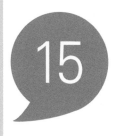

15 宝宝夜间哭闹，是牛奶蛋白过敏吗

牛奶蛋白过敏可引起婴幼儿严重的睡眠失调。牛奶过敏在临床上常难和肠绞痛区别，因为开始于同样年龄，伴有少睡、烦躁、间断夜间哭闹。典型表现为晚上醒（每晚5～6次），总的睡眠时间缩短。白天也经常哭闹。

体格检查无明显异常，可能有些宝宝有贫血或便血。诊断可根据临床症状和过敏试验。

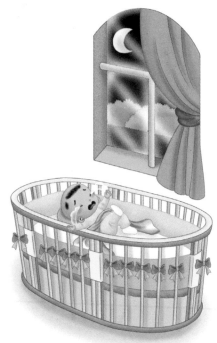

过敏试验常显示免疫球蛋白IgE水平增高，牛奶蛋白放射过敏吸收试验即RAST阳性。

宝宝有牛奶过敏史，一旦确诊，可喂养氨基酸配方奶或深度水解蛋白配方奶，数周内可解决睡眠障碍。

预防宝宝牛奶过敏应从出生后第一口奶开始，如果第一口奶是配方奶就易导致牛奶蛋白过敏，即使以后全母乳喂养了，如果母亲喝牛奶或吃任何含有牛奶的食品也可引起宝宝的过敏反应。

鲍奶奶提醒

3个月左右的宝宝突然不爱吃奶了，但能喝些水，这是为什么呢？

首先，应排除发热、腹泻、呕吐或精神不好等问题。如果宝宝不存在这些问题，可能原因是奶吃多了。不满3个月的宝宝不能完全吸收配方奶中的蛋白质，即使奶吃多时，也不会引起蛋白质吸收过多，不会加重肝肾的负担。但是3个月以后的宝宝，从奶中吸收蛋白质能力增强，从而会增加肝肾的工作量，时间长了会造成"疲劳"，表现为食欲下降、不爱吃奶。

对于这种宝宝，可将奶兑稀一些或在宝宝似睡非睡时喂奶。宝宝暂时吃奶少，只要喝水充足，一般不会出什么问题。十几天后，等肝脏和肾脏得到充分休息，功能恢复，宝宝又会喜欢吃奶了。

16 配方奶粉的喂养方法和注意事项

喂养次数

因新生婴儿胃容量较小，出生后3个月内可不定时喂养。3个月后婴儿可建立自己的进食规律，此时应开始定时喂养，每3~4小时1次，约6次/日。允许每次奶量有波动，避免采取不当方法刻板要求婴儿摄入固定的奶量。

喂养方法

在婴儿清醒状态下，采用正确的姿势喂哺，并注意母婴互动交流。应特别注意选用适宜的奶嘴，奶液温度应适当，奶瓶应清洁，喂哺时奶瓶的位置与婴儿下颌呈45°，同时奶液宜即冲即食，不宜用微波炉热奶，以避免奶液受热不均或过烫。

配方奶喂养注意事项

喂奶前要先滴几滴奶水在你的手腕内侧，试一试奶水的温度，以你感到不烫、不凉的状态喂给孩子。

要检查奶嘴孔的大小是否合适。奶嘴孔太小，孩子吸着会很累，孩子容易在奶水还未喝完就睡着了；如果奶嘴孔太大，婴儿又易呛着。

喂奶时应该注意孩子的安全，要将婴儿抱紧，防止他从你的怀里挣脱出去。要尽可能让孩子紧贴你的身体，让孩子能够闻到你身上的气息，从而增加孩子的安全感。

配方奶粉喂养的6点提示：

A 奶瓶要倾斜45°，使瓶颈始终充满奶水，从而避免婴儿吸入太多空气。

B 喝奶的过程是否愉快对婴儿身心发展有影响，因此，要让孩子拥有愉快的心情。

C 不要让婴儿独自一人躺着用奶瓶吃奶，以免奶嘴堵塞婴儿呼吸道造成窒息。

D 不要因你调配的奶水多就强迫孩子一定要喝完，这样会造成婴儿吐奶。

E 婴儿吃完奶后要将其抱起放在肩头轻拍其背部，使其吐出过多的空气，从而避免漾奶。

F 吃完奶之后要将奶瓶内外彻底洗净，以免滋生细菌，并要定期消毒。

鲍奶奶提醒

　　应严格按照产品说明方法进行奶粉调配，避免过稀或过浓，不要额外加糖。

　　配方奶作为6月龄内婴儿的主要营养来源时，需要经常估计婴儿奶的摄入量。3月龄内婴儿奶量为500毫升/日～750毫升/日，4～6月龄婴儿奶量为800毫升/日～1000毫升/日，逐渐减少夜间哺乳。

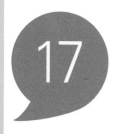

17 混合喂养应该如何做

混合喂养儿的喂养方法有两种：补授法和代授法。

补授法

婴儿6个月内若母乳不足，仍应维持必要的吸吮次数，以刺激母乳分泌。每次哺喂时，先喂母乳，后用配方奶补充母乳的不足。补授乳量根据婴儿食欲及母乳分泌量而

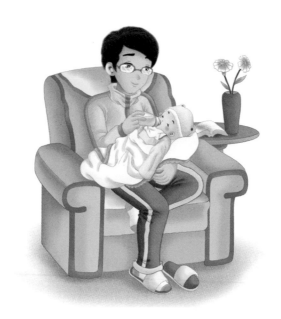

定，即"缺多少补多少"。如果你不知道母乳有多少，可以先挤出来了解有多少，然后再补充适量的配方奶。例如，每天需喂奶量为750毫升，分5次，每次为150毫升，母乳有100毫升，还应添加50毫升配方奶。

代授法

一般用于6月龄以后无法坚持母乳喂养的情况，可以逐渐减少母乳喂养的次数，用配方奶替代母乳。

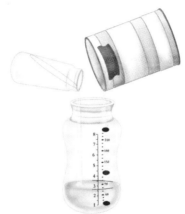

鲍奶奶提醒

对于混合喂养的孩子，如果宝宝不喜欢吃配方奶，可以将配方奶和母乳混合在一起用奶瓶喂，开始配方奶的比例少一些，逐渐增加配方奶的比例，使宝宝适应吃配方奶。

 **针对异常宝宝的治疗性配方奶粉**

对于牛乳过敏、乳糖不耐受、苯丙酮尿症的宝宝，应如何为其选择治疗性的配方奶呢？

水解蛋白配方奶粉

对确诊为牛乳蛋白过敏的婴儿，应坚持母乳喂养，可继续母乳喂养至2岁，但母亲要限制奶制品的摄入。如不能进行母乳喂养而牛乳蛋白过敏的婴儿应首选氨基酸配方或深度水解蛋白配方奶，不建议选择部分水解蛋白配方奶、大豆配方奶。

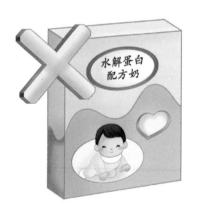
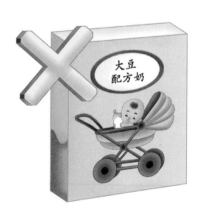

无乳糖配方奶粉

对有乳糖不耐受的婴儿应使用无乳糖配方奶（以蔗糖、葡萄糖聚合体、麦芽糖糊精、玉米糖浆为碳水化合物来源的配方奶）。

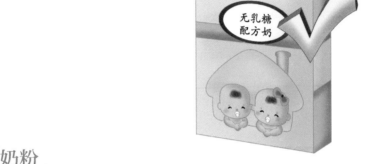

低苯丙氨酸配方奶粉

确诊苯丙酮尿症的婴儿应使用低苯丙氨酸配方奶。

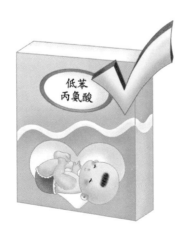

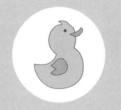

PART 2

正确添加辅食

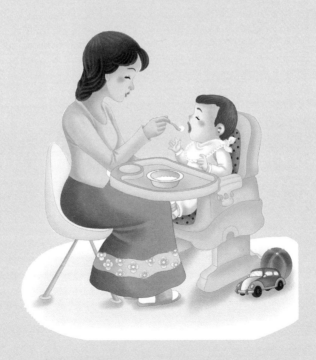

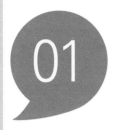

为什么要给宝宝添加辅食

随着婴儿的生长发育，消化能力逐渐提高，单纯乳类喂养不能完全满足6月龄后婴儿生长发育的需求。婴儿需要由纯乳类的液体食物向固体食物逐渐转换，这个过程称为食物转换（旧称"辅食添加"）。

食物转换以生后6个月（不早于4个月）的启动阶段为关键时期。抓好这个阶段的喂养，及时正确地添加泥糊状食物，对婴幼儿如下几个方面的发育、发展意义重大。

咀嚼功能

吸吮、吞咽是婴儿先天就会的生理功能，而咀嚼功能发育需要适时生理刺激，换奶期及时添加泥状食物是促进咀嚼功能发育的适宜刺激。

语言能力

咀嚼功能发育完善对语言能力（构音、单词、短句）的发育有直接的影响。许多换奶期泥状食物添加不好的婴儿，后期语言发育多有迟缓、不良等障碍，继而产生认知不良、智商评分较低。

营养学意义

辅食向固体食物过渡时，母乳喂养无法完全满足婴儿的能量和营养素需求，需要泥状食物提供补充能量和其他营养素（维生素、微量营养素等）；延迟添加或不添加泥状食物会使婴幼儿咀嚼功能低下，不能摄取更多的营养，造成营养不良。

饮食习惯

泥状食物扩大了婴儿味觉感受的范围，防止日后挑食、偏食、拒食等不良进食行为的发生，为1岁后正确进食、均衡膳食打下基础。

研究结果表明，泥糊状食物阶段，我国有80%～90%的孩子没能接受到正确的、连续的泥糊状食物喂养，导致明显的欠缺是：营养的强度和密度降低，营养谱狭窄，营养源单调贫乏，适宜刺激缺少且枯燥等；隐性的缺失则是：没有经历"磨牙食品"的早期刺激，就失去了在这一阶段本应得到的"握""吃"等相关动作的练习机会。

鲍奶奶提醒

宝宝添加辅食有利于语言、交流能力的发展和良好饮食行为的培养。大人给宝宝喂食时，也是与宝宝沟通交流的重要时光，对宝宝智力情绪等心理发展起着很大的促进作用，是锻炼宝宝口腔肌肉和舌的运动的机会。

02 何时可以给宝宝添加辅食

　　6个月婴儿具备了消化吸收辅食的能力。随着消化系统成熟，乳牙开始萌出，嘴能咬切、咀嚼食物，能吞咽非液体食物，神经肌肉协调能力不断增强；婴儿对不同颜色、形状、滋味的食物产生欣赏能力。胃肠消化吸收能力很快增强，肾脏的排泄能力提高。

　　乳类喂养不能完全满足婴儿的能量和各类营养素的需求。例如，在胎儿后期从母体获得的储存于肝脏内的铁质已经用完，需要食物补充铁质和其他营养素。婴儿长大后活动量增加，作为流质的乳类不能满足较大婴儿的能量需求。

　　建议开始引入非乳类泥糊状食物的月龄为6月龄，不早于4月龄。此时婴儿每次摄入奶量稳定，约180毫升/次，生长发育良好，提示婴儿已具备接受其他食物的消化能力。

宝宝过早添加辅食（在4个月前）的不利影响

- 引起呕吐和腹泻，因为宝宝还没有能力消化添加的辅食。
- 也可能发生过度喂养，宝宝出现体重超重的情况。
- 可能会发生辅食取代母乳，导致宝宝营养素摄入不足的后果。

宝宝过晚添加辅食（在6个月后）的不利影响

A 宝宝得不到所需营养，阻碍生长发育，发生营养不良和微量营养素缺乏。

B 不利于促进生长发育潜能的发挥。

C 影响锻炼宝宝口腔肌肉和舌的运动的机会，不利于今后语言发育和良好饮食行为的培养。

D 宝宝可能发生偏食、挑食、拒食等饮食行为问题，长大后的学习成绩、人际交流、社会行为等社会适应能力也可能受到影响。

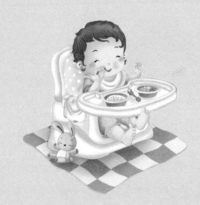

鲍奶奶提醒

　　食物转换有助于婴儿神经心理发育，引入过程应注意食物的质地和培养儿童的进食技能，如用勺、杯进食可促进口腔动作协调，帮助婴儿学习吞咽；从泥糊状食物过渡到碎末状食物可帮助学习咀嚼，并可增加食物的能量密度；用手抓食物，既可增加婴儿进食的兴趣，又有利于促进手眼协调和培养儿童独立进食能力。在此过程中应该给宝宝足够的空间"玩饭""抢餐具"，不要怕脏乱。

03 如何给宝宝添加辅食

添加辅食的原则：由一种到多种，由少到多，由稀到稠，由细到粗。循序渐进地添加，千万不要操之过急。

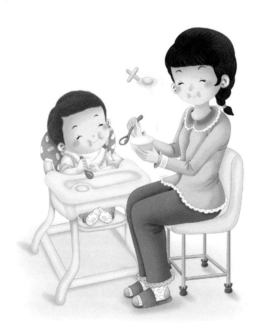

开始添加辅食先给宝宝添加含铁米粉。在宝宝吃奶前喂，米粉一平勺，用温水调成稀糊状，用小勺喂一小勺，压住下嘴唇送到舌面上，让宝宝慢慢体会全新的进食方式。妈妈边喂边给宝宝做出咀嚼的示范动作，进行学吃的教育。如果宝宝消化好、大便正常，间隔3～5天可以增加米粉量，逐渐增多。如果宝宝出现了腹泻，大便食物残渣较多，可以维持原量，酌情减量甚至暂停辅食。

给宝宝添加辅食的注意事项：

A 米粉添加10天左右，就可以添加菜泥了。开始可以选用根茎类蔬菜，比如胡萝卜泥、南瓜泥、豌豆泥都可以。添加方法同上，每加一种要观察3～5天，有没有过敏表现。

B 添加果泥。苹果用小勺刮成泥，可以在两次吃奶之间喂一次。有的宝宝对苹果过敏，那就吃蒸或煮过的苹果，还可以少吃一点儿香蕉泥，具体情况要看宝宝的消化能力。最好先添加蔬菜泥，再添加水果泥。因为水果较甜，宝宝会较喜欢，所以一旦婴儿养成对水果的偏爱之后，就很难再对蔬菜感兴趣了。

C 许多家长给宝宝先添加了鸡蛋黄。由于蛋黄属于异性蛋白质，而宝宝肠道免疫功能发育还未成熟，容易导致湿疹、过敏性腹泻的发生，所以，现在建议7个月后开始喂。

D 给宝宝添加辅食的同时，喂奶量不能减少（每天为800毫升～1000毫升），否则，体重增加将减慢。

鲍奶奶提醒

　　婴儿期若断离母乳，仍需维持总奶量800毫升/日左右。

　　儿童营养需求包括营养素、营养行为和营养环境三个方面。婴幼儿喂养过程的液体食物喂养阶段、泥糊状食物引入阶段和固体食物进食阶段中，不仅要考虑营养素摄入，也应考虑喂养或进食行为以及饮食环境，使婴幼儿在获得充足和均衡营养素摄入的同时，养成良好的饮食习惯。

　　在日常饮食无法满足婴儿营养需要时，可使用营养素补充剂或以大豆、谷类为基质的高密度营养素强化食品。

04 各月龄添加辅食的原则

第一阶段（6月龄）食物

应首先选择能满足婴儿生长需要、易于吸收、不易产生过敏的谷类食物，最好为强化铁的原味米粉，米粉可用奶液调配；其次引入的食物是根茎类蔬菜、水果，主要目的是训练婴儿的味觉。食物应用勺喂养，帮助训练吞咽功能。

第二阶段（7~9月龄）食物

逐渐引入婴儿第二阶段食物，包括肉类、蛋类、鱼类等动物性食物和豆制品。引入食物应以当地食物为基础，注意食物的质地、营养价值、卫生和制作方法的多样性。

第三阶段（10~12月龄）食物

此阶段可给予碎状、丁块状、指状食物，添加动物肝脏、动物血、鱼虾、鸡鸭肉及牛、羊肉等。婴儿可学习自己用勺进食。

婴儿食物转换方法

食物性状	6月龄	7～9月龄	10～12月龄
	泥状食物	末状食物	碎状、丁块状、指状食物
餐次	尝试、逐渐增加至1餐	4～5次奶，1～2餐其他食物	2～3次奶，2～3餐其他食物
乳类	●纯母乳，部分母乳或配方奶； ●定时（3～4小时）哺乳，5～6次/日，奶量800毫升/日～100毫升/日； ●逐渐减少夜间哺乳	●母乳，部分母乳或配方奶； ●4～5次/天，奶量800毫升/日	●部分母乳或配方奶； ●2～3次/日，奶量600毫升/日～800毫升/日
谷类	●选择强化铁的米粉，用水或奶调配； ●开始少量（1勺）尝试，逐渐增加到每天1餐	强化铁的米粉，稠粥或面条，每日30克～50克	软饭或面食，每日50克～75克
蔬菜水果类	开始尝试蔬菜泥（瓜类、根茎类、豆荚类）1～2勺，然后尝试水果泥1～2勺，每日2次	每日碎菜25克～50克，水果20克～30克	每日碎菜50克～100克，水果50克
肉类	暂时添加	开始添加肉泥、肝泥、动物血等动物性食物	添加动物肝脏、动物血、鱼虾、鸡鸭肉、红肉（猪肉、牛肉、羊肉等），每日25克～50克
蛋类	暂不添加	开始添加蛋黄，每日自1/4逐渐增加至1个	1个鸡蛋
喂养技术	用勺喂食	可坐在一高椅子上与成人共进餐，开始学习用手自我喂食，可让婴儿手拿"条状"或"指状"食物，学习咀嚼	学习自己用勺进食；用杯子喝奶；每日和成人同桌进餐1～2次

鲍奶奶提醒

　　婴儿食物转换期是对其他食物逐渐习惯的过程，引入的食物应由少到多。首先喂给婴儿少量强化铁米粉，由1～2勺到数勺，直至一餐；引入食物应由一种到多种，有的婴儿接受一种新食物需尝试8～10次，3～5日，至婴儿习惯该种口味后再换另一种，以刺激味觉的发育。单一食物逐次引入的方法可及时帮助了解婴儿是否出现食物过敏，并确定过敏原。

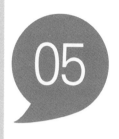

05 不同月龄的宝宝如何吃辅食

7~8个月宝宝如何吃辅食

在奶量不减少的基础上，添加1~2餐碎末状食物。宝宝在吃奶以前可以加1~2次强化铁的米粉、稠粥或者烂面条，后者从少量开始，逐渐减少泥糊状食品的量，逐渐增加稠粥和面条的量，还可以加碎菜，以及肉泥、肝泥、动物血等食物。以上食物添加的原则：一样一样加，每样加后要观察3~5天，看有没有过敏反应和大便情况，没有问题可以将已经吃过的食物品种混在一起。量从少到多，粥或面条每日可增加到30克~50克，碎菜25克~50克，水果20克~30克。宝宝添加蛋黄时，每日从1/4个逐渐增加到1个。宝宝吃饭的时候可以坐在儿童餐椅上，与成人共进餐，并学习用手自我喂食。例如，可以让宝宝用手拿条状食物学习咀嚼。

9~10个月宝宝如何吃辅食

这个阶段的宝宝开始锻炼咀嚼能力，要吃一些粗糙一点儿的辅食，如肉末、稠粥、菜末、馒头，或者磨牙饼干等需要咀嚼的食物。吞咽、咀嚼、消化、吸收等胃肠生理功能均需通过"吃"来培养和提高。咀嚼训练可以锻炼宝宝控制舌头的能力和口腔肌肉运动的能力，为日后语言发育打下良好的基础。从进入换乳期起，家长要不断注意食物性状的变化，以适应其生理功能的不断成熟和促进宝宝早期发展。

身长、体重增加不佳的宝宝，应适当增加食物的能量密度，如吃稠粥或面条，每天30克～50克。宝宝每天吃碎菜25克～50克、水果20克～30克，开始添加肉泥、肝泥、动物血等动物性食物。体重超重的宝宝，可适当减少食物摄入量，避免过度喂养，提倡细嚼慢咽。应允许宝宝有暂时性食欲不佳，若宝宝某一餐或某一天进食量少，可在下一餐或第2天增加喂养量。宝宝可坐在儿童餐椅上与成人共同进餐，开始学习用手自我喂食，可让宝宝手拿条状或指状食物学习咀嚼。

11～12个月宝宝如何吃辅食

本月龄的宝宝可以吃的食物有碎状、丁块指状食物，软饭或面食每天50克～75克，每天吃碎菜50克～100克，水果50克，添加动物肝脏、动物血、鱼虾、鸡鸭肉、红肉（猪肉、牛肉、羊肉等）每天25克～50克，以及鸡蛋1个。

宝宝要开始练习自己用手吃饭。家长要给他准备条状的食物，可切成小块、薄片等，要有适宜的硬度。让宝宝方便自己用手抓着吃，增加进食兴趣，有利于手眼动作协调和培养独立进食能力。宝宝学习自己用勺进食，用杯子喝奶，每日和成人同时进餐一两次。

如果宝宝口渴，可以用杯子喝少量白开水。尽量不给宝宝喝果汁，果汁甜度较高，容易使宝宝养成偏好甜食的习惯，另外果汁中纤维素含量较少，不利于促进肠道蠕动。因此，尽量给宝宝吃水果，而不要喝果汁。不提倡用汤泡饭给宝宝吃，汤所含的营养素较低，且容易占据胃容量，减少宝宝的摄食量。不要给宝宝吃果冻、葡萄、花生等食品，以免发生食物误吸。

辅食添加的几种特殊情况

特殊情况一：如何为早产儿添加辅食

　　早产儿可以吃辅食的月龄存在个体差异，并与其发育成熟水平有关。胎龄小的早产儿引入时间相对较晚，一般不宜早于校正月龄4个月，不迟于校正月龄6个月。引入的顺序也介于校正月龄和实际月龄之间。给早产儿加辅食过早会影响母亲的奶量或导致早产儿消化不良，添加过晚会影响多种营养素的吸收和造成进食困难。添加辅食的原则也需要循序渐进，从一种到多种，从少到多，从稀到稠。早产儿吃饭是需要学习的，如咀嚼、吞咽功能的锻炼，口腔肌肉运动的协调等。但是在宝宝1岁以内，奶仍是他们的主食，辅食量不能过多，但花样要多，应按照不同月龄的营养需求逐渐添加辅食种类，这样宝宝才能得到充足和均衡的营养物质，养成不挑食的好习惯。

特殊情况二：早产儿需要吃营养品吗

　　早产儿最需要的营养品就是奶，包括上面提到的母乳和早产儿特殊配方奶。需要额外常规补充的营养素有维生素D和铁剂。如果有些宝宝有生长迟缓、食欲缺乏等表现，检测血微量元素锌低的话，提示可能会缺锌，应予以补充。除此以外，没有必要补充其他营养素。

特殊情况三：需提前给宝宝添加辅食的情况

足月出生的婴儿，应该6个月添加辅食。添加过早，孩子不能耐受添加的辅食，易引起腹泻，影响孩子的健康和正常发育。

但是，4～5个月的宝宝出现下列情况，说明乳类喂养不能满足宝宝的营养需求。

A 贫血的宝宝在添加辅食的同时应补充铁剂。

B 每天喂奶量超过1000毫升。

C 宝宝体重增长不良，5个月内每月体重增长少于600克，在不减少奶量的基础上添加辅食。

D 宝宝两次喂奶之间频繁哭闹。

4～5个月宝宝有下列3种情况说明发育良好，已经具备添加泥糊状食物的条件。

A 进食时间规律，夜间不再喂奶。

B 体重超过7.0千克。

C 宝宝看到碗里的食物时，头向前靠，流口水，甚至张开嘴巴；能很好地控制头转动的方向，如想吃时头转向食物、吃饱后把头转开。

宝宝出现以上情况，无论是乳类喂养不足还是婴儿发育良好都可以在6个月以前添加辅食。

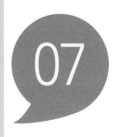

07 1~3岁宝宝的喂养及食品安全

1~2岁宝宝如何喂养

如果可能，提倡继续母乳喂养到2岁。不能继续母乳喂养的宝宝，每天应该保证喝500毫升左右的配方奶。食欲不佳且体格生长不良的宝宝，可适当增加配方奶的摄入量。每天吃肉的量为50克左右。

宝宝应每天吃1个鸡蛋，动物性食物30克~50克，每周吃1~2次动物肝脏或动物血，吃1~2次鱼虾或鸡鸭，吃3~4次红肉（猪肉、牛肉、羊肉等），谷物约100克，蔬菜和水果约150克，植物油约20克。宝宝可以吃家常饭菜，但食物应稍软，并尽量清淡少盐。最好不要给宝宝喝果汁，尽量吃水果。

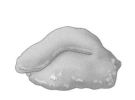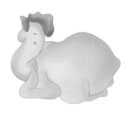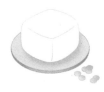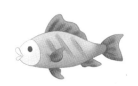

2~3岁宝宝如何喂养

每天应摄入乳类350毫升~500毫升（包括酸奶或者奶酪），不能继续母乳喂养的2岁以内幼儿建议选择配方奶。

膳食品种应多样化，提倡自然食品、均衡膳食，每天应摄入鸡蛋1个、动物性食物50克、谷物100克~150克、蔬菜150克~200克、水果150克~200克、植物油20克~25克。

幼儿应进食体积适宜、质地稍软、少盐易消化的家常食物，避免给幼儿吃油炸食品，少吃快餐，少喝甜饮料，包括乳酸饮料。

进食可安排主食3餐、乳类与营养点心2~3次，餐间控制零食。家长负责为儿童提供安全、营养、易于消化和美味的健康食物，允许儿童决定进食量，规律进餐，让儿童体验饥饿和饱足感。

幼儿食物选择的注意事项

应避免给3岁以下幼儿提供容易引起窒息和伤害的食物，如小圆形糖果和水果、坚果、果冻、爆米花、口香糖，以及带骨刺的鱼和肉等。

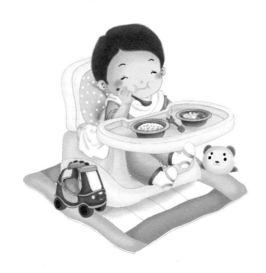

饮食卫生

婴幼儿食物的制作与保存过程需保证食物、食具、水的清洁和卫生。在准备食物和喂食前儿童与看护人均应洗手，给儿童提供新鲜的食物，避免食物被污染。禽畜肉类、水产品等动物性食物应保证煮熟，以杀灭有害细菌。保存剩余食物应避免污染，加热食物应彻底。

食物储存

食物制作后应立即食用，避免食物放置时间过长，尤其是在室温下。剩余食物应放入冰箱保存，加盖封藏，以减缓细菌的繁殖速度。

幼儿进食方式

12月龄幼儿应该开始练习自己用餐具进食，这有利于培养幼儿的独立能力和正确反应能力；1~2岁幼儿应分餐进食，鼓励孩子自己进食；2岁后应独立进食。

进食行为

应定时、定点、定量进餐，并且快乐进餐，每次进餐时间为20~30分钟。进食过程中应避免边吃边玩、边看电视，不要追逐喂养，不使用奶瓶喝奶。家长的饮食行为对幼儿有较大影响，避免强迫喂养和过度喂养，预防儿童拒食、偏食和过食。家长应少提供高脂食物、高糖食物、快餐食品、碳酸饮料及含糖饮料给孩子。

食物烹调方式

食物宜单独加工，烹制以蒸、煮、炖、炒为主，注意食物的色、香、味，可让儿童参与食物制作过程，增强儿童对食物的兴趣。

饮食环境

家人围坐就餐是儿童学习自主进食的最佳方式，应为儿童提供轻松、愉悦的良好进餐环境和气氛，避免嘈杂的进餐环境。避免进餐时恐吓、训斥和打骂儿童。

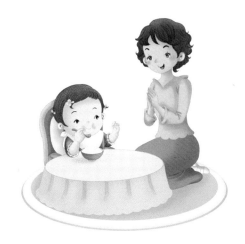

鲍奶奶提醒

应根据季节和活动量决定幼儿的饮水量，以白开水并且用杯子为好，以不影响幼儿奶类摄入和日常饮食为度。

08 辅食添加的常见问题及应对

问题一：7~8个月宝宝仍然吃泥糊状食物可以吗

　　婴儿随着月龄的增长，食物性质应该转变，从流食、半固体到固体食物，进食方式也要改变，从吸吮奶头到口腔舌头、牙齿协同进行咬切、拌动、咀嚼、向后运送和吞咽食物。宝宝通过进食锻炼了口腔、舌头肌肉的运动和协调能力，对语言能力的发展非常重要。良好的进食能力是婴幼儿适应社会生存能力的必备条件。因此，7~8个月以后的宝宝，家长千万不要一直给他吃泥糊状食品，不要剥夺了宝宝练习吃固体食物的机会。

问题二：7~8个月宝宝添加辅食和之前有什么不同

　　7~8个月的宝宝每天都要吃肉和蛋，还要吃少量的油脂，可以每周吃1~2次动物肝脏或动物血，吃1~2次鱼虾或鸡肉、鸭肉，吃3~4次红肉（猪肉、牛肉、羊肉等）。宝宝每天吃肉的量为30克~50克，蛋黄从每天1/4个逐渐增加到1个。肉、蛋类可提供婴儿生长发育所需的优质蛋白质和矿物质，红肉类还可以提供丰富和易吸收的铁，可以预防宝宝发生缺铁。蛋黄中的铁不是血红蛋白铁，不容易被机体吸收，给宝宝吃蛋黄难以达到补铁的效果。

问题三：需要给宝宝喂果汁或菜汁吗

不要给6个月内的宝宝喂果汁或菜汁。果汁太甜，宝宝喝了甜的果汁以后往往不再爱喝白开水。甜的果汁不仅难以使宝宝养成健康的饮食习惯，而且对宝宝牙齿的健康也不利。通常家长给宝宝喝果汁或菜汁的主要原因是给宝宝补充维生素，也有一部分家长是为了解决宝宝便秘的问题。新鲜的蔬菜中含维生素C等水溶性维生素较丰富，但在高温煮沸的过程中这些维生素往往被破坏而失去活性。通过给宝宝喝菜汁补充维生素、解决宝宝便秘问题的做法是达不到理想效果的。

问题四：为什么不能给宝宝吃盐、酱油、糖等调味料

家长不要在宝宝食物中添加盐、酱油或其他调味料，咸的食物含盐较多，会损伤宝宝未发育健全的肾脏，还可能养成宝宝饮食口味偏咸的不良习惯，增加未来发生心血管疾病的风险。

鲍奶奶提醒

家长不要给宝宝吃太甜的食物，不要给宝宝的辅食加糖。糖除了增加食物中的能量外没有其他营养价值，宝宝早期吃含糖食物会养成对甜食的偏好，导致日后容易出现龋齿和肥胖等问题。

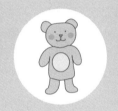

婴幼儿饮食习惯培养

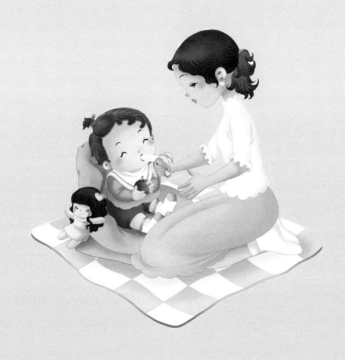

01 宝宝进食行为训练

训练一：让宝宝学会用奶瓶吃奶

有的妈妈产后3~4个月必须上班。母乳喂养的妈妈休完产假上班的时候可以让宝宝吃储存的吸出的母乳，这时候宝宝需要用奶瓶吸吮，因为宝宝往往拒绝用奶瓶吃奶，所以事先要做些准备。每周要有2~3次通过奶瓶喂宝宝抽吸出来的母乳，使宝宝不拒绝奶瓶喂养方式。

坚持母乳喂养是最好的选择。有的孩子由于母乳不足，需要混合喂养。如果宝宝拒绝吃配方奶，可以将配方奶和母乳混合在一起用奶瓶喂，开始配方奶的比例少一些，逐渐增加配方奶的比例，使孩子适应吃配方奶。

训练二：让宝宝学会用杯子喝水

当宝宝可以经常自己用手吃东西的时候，就是让他学习用水杯喝水的时候了。开始时可以给他一个学习喝水的杯子，杯上有两个把，还有可以扣紧的盖子，盖上有一个喝水嘴，或者用一个带吸管的杯子。这两种杯子在宝宝端着喝水时都可避免杯子里的水外溢出来。开始的时候，每天只在吃饭时候将水杯给宝宝使用，给他示范如何将水杯放到嘴边、如何用水杯喝到水。开始时宝宝会把水杯当成玩具来玩耍，家长要耐心指导，让他逐渐学会用杯子喝水。宝宝用杯子喝水有什么好处？一是增强手、嘴的协调能力，另外对语言的发展也有好处。宝宝学会用杯子喝水，白天也可以用杯子喝奶，这样还可以预防龋齿发生。

训练三：让宝宝独立进食

宝宝2岁后应独立进食，进食应定时、定点、定量，并且要快乐进餐，每次进餐时间为20～30分钟，进食过程中应避免边吃边玩、边看电视，不要追逐喂养，不使用奶瓶喝奶，避免强迫喂养和过度喂养。家长负责为孩子提供安全、营养和美味的食物，孩子决定进食品种和进食量。预防宝宝拒食、偏食和过食喂养，家长应少提供高糖食物、快餐食品、碳酸饮料及含糖饮料给宝宝。食物烹调方式以蒸、煮、炖、炒为主，注意食物的色香味。可让宝宝参与食物的制作过程，提高宝宝对食物的兴趣。

鲍奶奶提醒

应注意膳食品种多样化，提倡自然食品、均衡膳食。参照膳食平衡宝塔图，安排宝宝的日常饮食。

02 培养宝宝良好的进食习惯

宝宝进食时不要玩耍、看电视，家长不应追逐喂养。如果宝宝玩食物就应告知食物不是玩具，再不听就把饭菜收走，半小时到一小时后再原封不动地端给宝宝，以后进餐时宝宝可能就会比较严肃认真和有礼貌了。如果宝宝拒绝吃某种食物，要反复耐心地让宝宝尝试。家长不爱吃的食物，也要做给宝宝吃，并要用言语渲染，以增加宝宝对食物的喜好。

让宝宝专心吃饭

经常有家长述说，宝宝会走后，吃饭时跑来跑去，要追着宝宝喂饭。通过我们的研究证明，如果宝宝在七八个月开始形成良好的进食习惯，就不会出现以

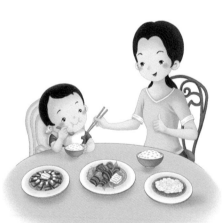

上不良的饮食习惯。因为，这时宝宝已经有记忆能力了。宝宝就餐的地点应相对固定，就餐环境不能有容易使宝宝分心的因素，如动画片、玩具等，以免影响宝宝对食物的兴趣。家长要将宝宝的注意力集中到食物和餐具上，可以让宝宝玩餐具和食物，每餐时间不超过30分钟，过后不能再补充进食，要等到下餐时间才能进食。这

样容易让宝宝产生条件反射，进餐时消化液分泌，食欲良好。如果宝宝天天坚持这样做，自然而然地会养成良好的进食习惯。

喂养时让宝宝有个好心情

大人给宝宝喂食的时间是对宝宝进行早期发展促进和与宝宝交谈的好时机，喂食时要和宝宝面对面，随时观察宝宝进食的表现，要和宝宝说话，用微笑、眼神接触和鼓励的言语应答宝宝，与宝宝交谈时要有目光交流。

大人要在宝宝情绪良好时喂食，食物的口味要多样化。当宝宝停止进食时，应等待，然后再次喂。每次给宝宝喂饭的时间不要超过30分钟，要鼓励宝宝吃，但不要强迫。当宝宝吃得好时，要及时表扬，不要用食物奖励或惩罚宝宝。

培养宝宝自己进食

当宝宝很喜欢自己用勺舀饭吃的时候，有的家长怕宝宝自己吃饭弄得一塌糊涂，又很费时，干脆喂饭省事，结果宝宝上幼儿园吃饭时张着嘴巴等着老师喂饭。这将挫伤宝宝的自尊心和自信心，也影响宝宝的手眼协调能力和精细动作发育。因此，1~2岁的宝宝应该开始练习自己用餐具进食。让宝宝练习用勺吃饭。用双手操作尝试自己吃，这是一种探索行为，是在学习自立能力，家长应给予充分的支持和鼓励，包括家长赞许的声调"好""能干""真棒"等，绝不能嫌脏、怕乱,加以阻止或训斥。由于宝宝这时进餐的能力差，成人可以一边让宝宝自己吃，一边喂饭，使宝宝在20~30分钟进餐完毕。

03 婴幼儿喂养常见问题及应对

宝宝懂得饥饱吗

　　家长对宝宝发出的饥饿和饱足的信号要及时应答，宝宝饥饿时要及时喂食，吃饱了要停止喂食。婴儿早期就已明显具备根据能量需要调节进食量的能力。但是，家长的控制可以削弱宝宝对进食量的自我调节能力，如果宝宝没有机会亲自经历、体验和感受自己的饱足感与饥饿感，可能会失去对进食量的自我控制能力。如果家长忽视宝宝自身的饥饿感和饱足感，过分施以外界对进食的鼓励或限制，将极大地减弱宝宝用饥饿和饱足的内部信号调节能量摄入的能力。这种能力的减弱或丧失将对宝宝的饮食行为产生长久的不良影响，明显的后果是导致过度进食和肥胖。

宝宝一直吃得不多，怎么办

　　很多家长希望宝宝多吃些，如果吃少了，就想方设法要补上。其实，宝宝自身对饱和饿有一定的调节能力，如吃饱了常常会用手推开食物，不让喂或到别处玩等。父母看到这种情况就应停喂。如果不顾宝宝表现，一味给宝宝喂食，能够适应这种方式的宝宝，其饮食中枢阈值提高，往往体验不到饱的感觉，结果越吃越多，摄入的能量过剩，易造成肥胖。对于胃肠道不能适应的宝宝会引发厌食、挑食的行为。其实，宝宝吃饭可以几天好、几天差，这是宝宝机体自我调节的结果，父母应顺其自然，不必教育。如果宝宝精神好，身高和体重增长正常，没有贫血，说明宝宝现在营养的摄入量已经够了。

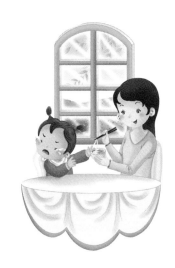

宝宝吃饭没有食欲，怎么办

宝宝吃饭没有食欲主要原因是吃得太勤，进食不规律。喂养不当是当前城市孩子存在的主要问题，因为家庭经济改善，市场上儿童食品供应增多，独生子女娇生惯养，家长缺乏喂养知识，让宝宝乱吃零食，乱给宝宝添加"营养食品"。一些高蛋白、高糖食品反而使宝宝食欲下降。

正常宝宝每隔3～4小时胃内容物会排空，血糖要下降，就会产生饥饿感，有想吃食物的欲望，如果饭前吃零食和糖果或进食太频繁，胃内总有东西，血糖不下降就不会有食欲，所以要使宝宝有食欲，喜欢吃东西，就要培养定时、按顿进食，饭前不吃零食或喝饮料的习惯，以免血糖升高（正常范围）影响食欲。

即使宝宝有几次进食不好也不要着急，不要恐吓或祈求宝宝进食，一顿不吃不必顾虑，也不要再用零食补充，宝宝下顿饿了自然会吃了。

鲍奶奶提醒

父母应注意自己的语言和行为，提供良好的进餐环境和气氛，让孩子在心情愉悦时进餐，有利于增加食欲和促进营养素的吸收。

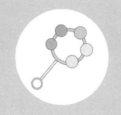

PART
4

科学补充营养素

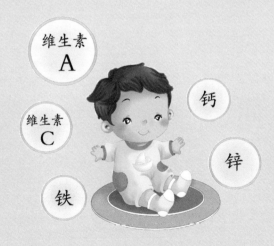

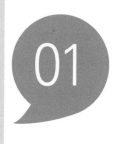

01 微量元素与儿童健康的关系

很多家长只知道"微量元素"这个名词，但搞不清什么是微量元素，这里就简单介绍一下。

根据在人体内的含量不同，元素可分为宏量元素和微量元素两大类。凡是占人体总重量的万分之一以上的元素，如碳、氢、氧、氮、钙、磷、镁、钠、氯、钾、硫等，就称为常量元素或者叫宏量元素；凡是占人体总重量的万分之一以下的元素，则称为微量元素，微量元素又分为必需微量元素和有毒微量元素。如铁、锌、硒、铜、钴、镍、硼、氟、硅、钒、铬、锰、溴、钼、锡、碘等是人体必需的微量元素，是生命活动不可少的，又称生命元素，而人体中还存在一些无任何生理作用的有毒重金属元素，如铅、汞、砷及镉，通常也属于微量元素。必需微量元素对人体有极其重要的

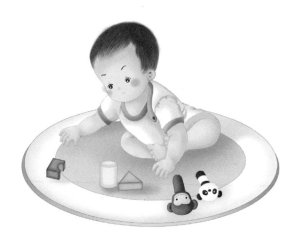

作用，是人体内各种代谢的基础，并影响着儿童的生长发育。微量元素摄入过量、不足、不平衡或缺乏都会不同程度地引起儿童生理功能改变或发生疾病。每种微量元素都有其特殊的生理作用，缺乏则引起相应疾病。

常见几种微量元素的作用：

A 铁是构成血红蛋白的基础，缺铁可引起缺铁性贫血，且容易并发感染，严重者伴有神经系统发育及行为异常。

B 锌影响氨基酸代谢及蛋白质合成，缺锌会引起儿童生长发育迟缓，还影响儿童骨骼发育，锌还构成味觉素，缺锌时常见味觉减退、厌食、异食癖。

C 铜在体内主要与白蛋白及铜蓝蛋白结合，是体内许多酶的重要组成部分，缺铜可出现贫血、中性粒细胞减少，易发感染性疾病。

D 碘在体内的作用通过甲状腺素的功能而表现出来，环境中缺碘则引起地方性甲状腺肿，甲状腺素的缺乏对幼儿脑发育及智能发育产生不可逆的损害。

E 硒参与构成体内一些蛋白酶，还可清除体内自由基，起到抗衰老、抗癌作用，缺硒可出现克山病、大骨节病等。

F 钼存在于人体重要的酶黄嘌呤氧化酶中，缺钼引起尿酸代谢障碍。此外，钼与食管癌的发病有关。

G 钴可促进锌的吸收，肝脏中的钴大部分以维生素B_{13}的形式存在，维生素B_{13}的缺乏可引起巨幼细胞性贫血。

H 氟参与人体的正常代谢，适量的氟对维持机体的钙磷代谢、促进牙齿及骨骼钙化，保证牙齿、骨骼正常生长发育具有重要作用。

鲍奶奶提醒

平时生活中避免孩子接触铅、镉、汞、砷等元素，这些元素在体内长期蓄积会有毒性作用。

02 正确对待微量元素检测报告

根据临床经验，微量元素检测报告包括钙（虽然不属于微量元素）、铁和锌，这些元素是家长非常关心的。缺不缺营养素不能单靠化验，要根据婴儿的喂养、生长发育情况和症状，再结合化验结果才能判断。

家长需知道，钙的数据没有临床意义。身体内钙的99%是存储在骨骼内，只有1%在血液、细胞内和细胞外间隙中。血液中的钙水平在正常情况受自身内分泌的调节，

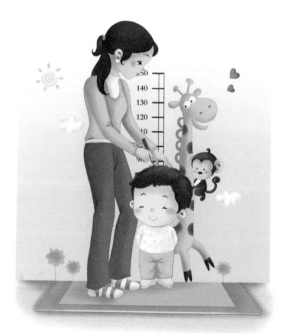

使血钙维持在正常范围内，因此血钙正常并不说明孩子不缺钙。因为，婴儿生长发育很快，第一年要长25厘米，需要大量的钙。奶制品是天然的补钙剂，如果婴儿吃奶制品600毫升以上，钙的需要量就够了。但是钙的吸收和利用要依赖于维生素D的作用，母奶中维生素D的含量很少，需要每天补充维生素D400国际单位，才能保证钙的吸收和利用。家长千万不要认为血钙正常，孩子就不需要钙了。

有很多足月出生6个月以下的宝宝血锌低，但是宝宝是母乳喂养，身高和体重增长很好。如前面所说，这种情况一般不缺锌，因此，化验结果只能做参考，不需要补充锌制剂。

关于血清铁检查也是不需要的，有没有贫血查血红蛋白就可以确定，一般在110克/升以下诊断为贫血。在贫血以前是否缺铁，最准确的化验是血清铁蛋白，但是这个检测一般实验室做不了，所以通常不用。

鲍奶奶提醒

常有妈妈会问："我的宝宝加含铁米粉了还需要补铁吗？"我的回答是：仍然需要补铁，因为米粉中的含铁量很少，宝宝一次吃米粉的量也不能太多。另外，有的宝宝吃铁剂会有胃肠反应，可以从少量开始逐渐适应。补铁对宝宝智能发育非常重要，所以必须坚持服用。

03 婴幼儿铁、锌营养状况的判断

婴幼儿铁营养状况的判断

母乳中铁的含量较低，纯母乳喂养的足月儿在出生后4~6个月时，其出生前由母亲通过胎盘供应给胎儿的储存在体内的铁元素基本用完了，需要额外补充，如添加铁强化的食物和富含铁的食物（牛肉、猪精肉、动物内脏等），这就是为什么常常判断儿童铁缺乏的主要依据是喂养史、生长发育情况、缺铁性贫血表现及血红蛋白、血清铁蛋白水平等一些辅助检查的结果，也是要求在孩子6个月开始添加辅食的原因。

但对于早产儿、足月小样儿或母亲孕期存在铁营养不足（缺乏）的情况（如母亲

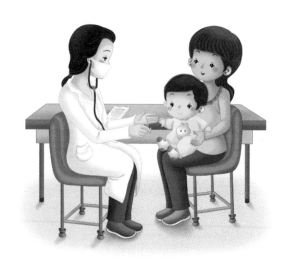

孕期患有缺铁性贫血），婴儿出现铁营养不足的情况就会提前出现。对于早产儿或足月小样儿建议生后1个月内开始补充铁剂，如果有贫血每千克体重每天4毫克元素铁，如无贫血每千克体重每天补充1毫克～2毫克元素铁至1岁；对于足月儿，因母亲孕期存在铁营养不足的情况，也应密切关注婴儿铁营养状况，必要时在生后3～4个月开始补充铁剂。

婴幼儿锌营养状况的判断

处于辅食添加期的6～24个月的婴幼儿是锌缺乏的高危人群，主要是由于出生头两年生长发育非常快，体重迅速增加，需要大量的锌。一般认为，足月新生儿在生后头6个月中，一方面由于婴儿体内储存的锌较多，初乳中锌的含量较高，大致可以维持锌代谢的平衡。但6个月以后，婴儿需要通过辅食添加来获取锌的补充，锌含量丰富的食物包括动物精肉、内脏、动物血等。但是，早产儿或低出生体重儿，由于出生时体内锌储备不足以及出生后的追赶性生长，对锌的需要量高于足月健康儿，因而可能在出生早期就存在锌缺乏。反复腹泻、感染、发热的患儿由于锌丢失增加，也是锌缺乏的高危人群，应在生后及早进行锌制剂的补充，6个月以内每天补充锌3毫克，6个月以后可以增加到5毫克，如果存在明显缺乏，则按照每千克体重每天1毫克进行补充。

鲍奶奶提醒

判断婴幼儿是否缺锌，一方面结合喂养史、既往病史、生长发育情况，另一方面血清锌测定对判断儿童锌缺乏具有一定参考意义。

04 为什么婴幼儿容易患缺铁性贫血

　　缺铁性贫血是由于体内铁缺乏致使血红蛋白（血色素）减少引起的，在婴幼儿期发病率高，对小儿健康和智能发育危害较大。

为什么婴幼儿容易得这种病

A 生长发育快

　　儿童在婴幼儿期生长发育最快，3~5个月时体重为初生时的2倍，1岁时体重为初生时的3倍。早产儿体重增加更快。随体重增加血容量也快速增加，如不添加含铁丰富的食物，婴儿尤其是早产儿很容易缺铁。

B 铁丢失过多

　　正常婴儿每天排泄铁比成人多。此外，慢性腹泻、反复感染均可影响铁的吸收、利用和增加消耗，促进贫血发生。

C 铁摄入不足

　　引起缺铁的主要原因是小儿铁摄入不足。人乳、牛乳中含铁均较低，但人乳中铁50％可被吸收，牛乳中铁吸收率约为10％。正常足月儿从母体储存的铁可足够供应生后3~4个月造血的需要。从母体储铁最多是在胎儿期最后3个月，所以早产儿体内储铁较少，如果生后不及时补充，缺铁是不可避免的。

缺铁性贫血有什么危害

体内缺铁不是很快会表现出贫血，在贫血出现前缺铁就可危害小儿的健康。缺铁除影响血红蛋白生成外，还影响肌红蛋白合成，使体内某些酶活性降低，从而影响全身各器官功能。缺铁性贫血患儿表现为面色苍白（特别注意唇、指甲部分）、乏力、不爱活动，年长儿会说头晕、耳鸣，还有食欲下降、少数异食癖（喜食泥土、墙皮等），常有呕吐、腹泻，可出现口腔炎、舌炎、胃炎和消化不良等。缺铁影响小儿智力发育，表现为烦躁不安、精神不振，较大儿童精神不集中、记忆力减退。缺铁能导致机体抵抗力下降，容易感染疾病。

如何预防缺铁性贫血

要预防缺铁性贫血，提倡母乳喂养，及时添加含铁丰富且容易吸收的辅助食品，如肝、瘦肉、鱼等，注意膳食合理搭配。对早产儿从出院后开始用铁剂，有贫血者每日每千克体重需元素铁4毫克，贫血纠正后每日每千克体重需元素铁2毫克，一直服用到1岁。

母乳喂养足月儿4个月开始补充每日每千克体重元素铁1毫克预防贫血，以后应定期查血红蛋白，如血红蛋白在11克/升以下即为贫血，应及时找医生治疗。一般用右旋糖酐铁、硫酸亚铁、富马酸亚铁、葡萄糖酸铁等，按医生嘱咐服药。两餐之间服铁剂最好，可减少胃肠刺激，同时服用维生素C可促进铁的吸收。应用铁剂到血红蛋白正常后1～2个月，以补足铁的储存量。

05 什么是维生素D缺乏性佝偻病

　　婴幼儿生长发育快，骨骼的快速生长需要更多钙沉着在骨质内，这个过程很复杂，但总的和体内钙磷代谢关系密切。维生素D在钙磷代谢调节中起极重要作用。维生素D能促进钙、磷在肠道的吸收，减少尿中钙磷的排出，使新形成的骨样组织周围的钙磷浓度升高，促进钙沉着在骨组织内。

　　如果缺乏维生素D，即使吃进很多钙剂，也不易被吸收和利用。所以，维生素D缺乏可引起体内钙、磷代谢异常，不但使骨骼钙化不良而致骨骼病变，妨碍正常的生长发育，而且使免疫力降低，容易患肺炎、肠炎等疾病。

佝偻病有什么表现

　　2～3个月开始小儿有烦躁多哭、夜惊多汗、枕部头发脱落（枕秃）。进一步发展为颅骨软化，用手轻压头颅骨较软，有压乒乓球的感觉，头颅方形，前囟闭得晚（正常1岁半左右闭合）。继续发展可发生骨骼畸形，胸部可有鸡胸样表现，肋缘外翻，下肢畸形表现为两膝关节不直，形成"X"形或"O"形腿，甚至脊柱侧弯或后凸畸形。

怎样防治佝偻病

维生素D有两个来源。

第一个来源是进食，母乳和牛奶中维生素D的量均较少，不能满足需要。母乳中含钙、磷比例较合适，有利于钙、磷吸收。足月儿生后2周起应补充维生素D。维生素D的预防量为每天400国际单位（相当10微克）。早产儿因出生后生长更快，出院后维生素D用量为每天800～1000国际单位，连续3个月，然后改为每天400国际单位。维生素D的预防量包括进食中维生素D的含量。婴儿较大后可多吃含维生素D食品。维生素D预防量持续用到3岁。维生素D的治疗量为每日2000～4000国际单位，同时服用钙剂，用1个月后改为预防量。冬季因晒太阳少可适当多给。维生素D大量突击治疗要小心，以免造成维生素D中毒。

维生素D的第二个来源是日光照射皮肤。皮肤接触日光中的紫外线，可转变皮肤内胆固醇为维生素D。这是人体内维生素D的主要来源。但北方地区寒冷季节长，获得阳光机会少，佝偻病发病率较南方高。为了预防佝偻病，新生儿满1个月后可户外活动，开始每日5～10分钟，逐渐增加到2小时户外活动，特别在天气暖和的季节，户外活动时尽量多露出皮肤接受阳光照射。室内活动时经常开窗（一般玻璃可挡住紫外线）。6个月以内，不要让阳光直射皮肤，可以在阴凉处或用遮阳工具。

鲍奶奶提醒

要注意预防胃肠、肝、肾疾病，因为这些病可以影响维生素D的吸收和利用。还要适当补充钙剂，钙的需要量每天600毫克～800毫克。吃奶量600毫升以上，可不用钙剂，因为牛奶含的钙量已足够了。

06 宝宝如何补充维生素D

适当晒太阳

晒太阳是最有效、方便和经济的补充维生素D的方法。家长要经常让宝宝在户外活动。春季或秋季，你可直接让宝宝在太阳下玩耍，夏天可让宝宝在树荫下乘凉，使宝宝的皮肤经常接触紫外线。紫外线照射可促进皮肤内储存的7-脱氢胆固醇经光化学作用转化为维生素D_3，且在皮肤储存备用。

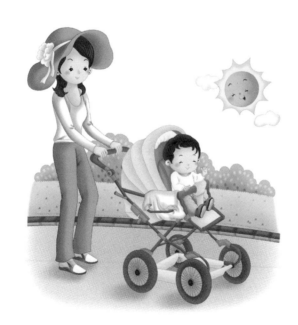

口服维生素D

　　食物中除海鱼的肝脏含一定量维生素D外，乳类（包括人乳和牛乳）、蛋黄和肉类中含量均很少，谷物、蔬菜和水果中几乎没有。婴幼儿每天从天然食物中摄取的维生素D不能满足他们发育的需要。正常孩子不分年龄，每人每天需要补充维生素D400国际单位，而早产儿、先天储存不足者或生长过速婴儿需要量应增加。一般从宝宝出生后半个月开始服用维生素D，可以一直服到3岁。

宝宝补充维生素D的注意事项：

A 如果宝宝服用维生素D强化的配方奶，根据奶量计算维生素D的用量，不足部分加以补充。

B 宝宝服用维生素D预防量40倍以上可能会中毒，400国际单位是每天的预防量。

C 如果发现你的宝宝有佝偻病，必须在医生的指导下，给予相应的治疗。

鲍奶奶提醒

　　有不少家长因宝宝生病停服维生素D，这样做合适吗？

　　我认为宝宝生病时更应该服用维生素D，预防量每天400国际单位。维生素D除了能促进钙磷的吸收和利用、预防佝偻病外，还能增强肌肉力量、提高抵抗力，预防宝宝呼吸道疾病发生，减少自身免疫性疾病和心血管疾病的发生，预防糖尿病，抑制癌细胞的增生。

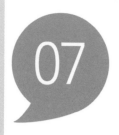

关注宝宝缺钙的常见问题

　　父母担心孩子是否缺钙是有道理的，因为婴儿时期体格生长发育速度很快。1个月时身长在50厘米左右，1岁时平均长25厘米，第2年和第3年分别长10厘米和8厘米。这样快速增长，他们的骨骼就需要很多的钙和磷，才能使骨骼变硬。

查微量元素血钙有意义吗

　　人体血液中钙水平是稳定的，因为有甲状旁腺素和降钙素进行调节。如果体内的血钙低于正常会引起抽搐。不同微量元素体内分布不同，代谢、调节途径也不同，检测方法复杂，因此简单检测血清水平不能反映体内微量元素的状况。医生不能仅仅根据血清检测结果对儿童进行相应的治疗。

维生素D不足才是缺钙的原因

　　婴幼儿的身体缺钙时，首先表现在颅骨软、囟门大、压头颅骨有乒乓球感。以后，胸部骨骼外形异常，如胸骨突起像鸡胸，两肋下缘外翻。如果下肢骨软，站立负重造成"O"形腿或"X"腿。除骨骼变化外，早期表现还有夜间出汗多，枕部秃发形成枕秃，睡眠不安稳和容易发惊等。以上表现称为维生素D缺乏性佝偻病。

顾名思义，这种病是维生素D摄取不足引起的。维生素D能促进钙和磷自小肠吸收，使钙从血中沉着到生长快速的骨骼内，使骨质变硬。所以，婴幼儿缺钙是维生素D不足引起的。缺钙是"果"，而维生素D不足才是缺钙的"因"。

婴幼儿是否要补充钙剂

1岁以内婴儿每天钙的需要量是300毫克～600毫克。乳类是天然补钙剂，人乳中钙和磷比例最适于钙的吸收。人乳化配方奶的钙磷比例接近人乳，一般喂奶量在600毫升以上，钙量已经足够，如果婴儿生长过速，可以适当补充钙剂。人体血液中钙水平是稳定的，因为有甲状旁腺素和降钙素进行调节，因此正常孩子查血微量元素的钙含量高低没有实际意义。

鲍奶奶提醒

婴儿出牙晚、夜间出汗和睡眠不安等表现是非特异性的，不是缺钙特有的。

08 宝宝这些症状是缺钙的表现吗

夜间出汗是否因为缺钙

出汗多的宝宝不一定就是缺钙。宝宝出汗多，有生理性和病理性两种。绝大多数宝宝多汗为生理性。因为小儿的汗腺和交感神经系统发育还不完全，体内新陈代谢旺盛，且皮肤血管分布多，体内水分含量大，加上活泼多动，出汗比成人多，所以容易出汗是一种正常的生理现象。此外，宝宝穿衣过多、盖被过厚、室温过高，均可使宝宝多汗，给宝宝吃过热的奶或其他饮食也可引起出汗。宝宝刚入睡时出汗可能是

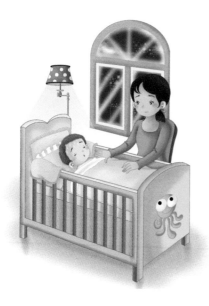

积蓄体内多余能量需要释放。为了减少宝宝睡觉时出汗，应避免让宝宝睡前进行激烈的活动，保持室内空气流通和清新，衣被厚度应适宜。病理性多汗在小儿常见为维生素D缺乏性佝偻病，维生素D和钙、磷代谢有关。如果婴儿一直服用维生素D预防量（每天400国际单位）或经常户外活动，运动发育正常，骨骼未见异常则不必担心此病。其他疾病除导致出汗外，还伴有其他症状，必要时找医生诊治。

出牙晚和枕秃是否因为缺钙

乳牙长出的时间一般在6～8个月，也有早到4个月或晚到12个月出牙的宝宝，均属于正常现象。出牙早晚有个体差异，开始出牙的年龄与家族遗传有关。患严重的维生素D缺乏性佝偻病的宝宝出牙也会晚。如果宝宝从出生2周开始每天服用维生素D 400国际单位，营养状况良好，生长发育正常，出牙晚不能认为是维生素D缺乏导致缺钙引起的。如果宝宝没有服维生素D，应当尽快按每天400国际单位的剂量服用。

有枕秃的宝宝大多不是因为缺钙。维生素D缺乏性佝偻病的宝宝有枕秃表现，维生素D缺乏和钙、磷代谢有关，所以家长误认枕秃是因为缺钙引起的。其实，很多正常的宝宝也会发生枕秃。有的神经易兴奋的宝宝，仰卧时动得比较多；较胖的宝宝出汗多，仰卧时枕部不舒服，喜欢来回蹭枕部的头发，头发会变得发黄、细软，有时甚至会脱发，这就是所谓的枕秃。所以，绝大多数宝宝枕秃和缺钙无关。如果你的宝宝每天服维生素D 400国际单位，就可排除缺钙的原因了。这些正常的宝宝随着头发的生长，枕秃现象会消失的。

鲍奶奶提醒

实际上单纯补充钙是不能解决缺钙问题的，必须首先补充维生素D。维生素D能促进钙和磷从小肠吸收，使钙从血中沉着到生长快速的骨骼内，使骨质变硬。钙的来源主要是奶制品，奶是天然的补钙剂。无论是配方奶还是母乳，如果宝宝一天能吃600毫升奶，补充的钙量就够了。但是，如果宝宝体内缺乏维生素D，吃进去的奶中的钙不易被吸收和利用。如果奶量足够，首先应该补充维生素D，只有当奶量不足或婴儿生长过速时，应同时补充钙剂。

09 给宝宝补充其他营养素的常见问题

关于补充维生素A

维生素A也是人体不可缺少的维生素，它的功能很多：维生素A在视网膜的杆细胞与视蛋白参与视紫红质和视青紫质的合成，对弱光敏感，在暗处视物时起作用，因此，缺乏时造成夜盲；保护上皮组织结构的完整和健全，缺乏时皮肤和黏膜角化；促进骨骼和牙齿发育；有促进免疫器官发育及提高免疫力的作用。

目前应用的维生素AD制剂，维生素A和维生素D比例为3：1，一个AD丸含维生素A 1500国际单位，维生素D 500国际单位。婴幼儿维生素A预防量为1000～1300国际单位。如果长期服用维生素A 50000国际单位（相当预防量的40倍），才有不良反应。因此，服用维生素AD丸是安全的，单独用维生素D丸，造成维生素A不足，将不利于婴幼儿健康发育。

关于补充锌元素

不同微量元素体内分布不同，代谢、调节途径也不同，检测方法很复杂，简单检测血清水平不能反映体内微量元素的状况。医生不能仅仅根据血清检测结果对宝宝进行相应的治疗。

宝宝锌缺乏的表现有身材矮小、贫血、食欲不好和味觉差等。如果你的宝宝是母乳或配方奶喂养，母乳是婴儿天然的最好食品，配方奶中已经含有各种营养素，宝宝体重增长良好，因此不可能缺锌，不需要补充锌剂。如果奶量不足，辅食吃得很少，体重、身高增长不良，可以用锌剂治疗。用量：锌元素，1岁以内5毫克，1～6岁10毫克，因各种锌剂中锌含量不同，可以计算后服用，须服用1～2个月。

为了预防缺锌，应该及时给宝宝添加辅食。日常生活中的食物，如海产品中鱼类含锌量较高；动物性食物中瘦肉、猪肝、鸡肉、牛肉等也含一定量的锌。另外，豆类等都是补锌的好食品。如果能经常给宝宝吃些含锌量高的食品，一般不会发生缺锌。

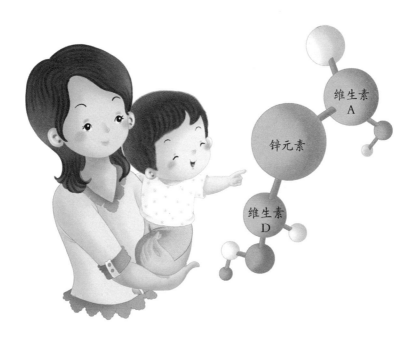

10 儿童铅中毒的预防

铅是一种历史悠久、用途广泛的重金属，能通过环境污染、误吞误食、不良行为或不当的生活方式进入人体，在体内具有较强的蓄积性和多脏器毒性。铅的神经毒性作用不存在任何阈值，即使是低水平的铅暴露对儿童也具有较强的神经发育毒性。铅暴露不仅损害儿童语言、认知、运动及行为的发育，而且这种损害具有不可逆性，严重影响儿童日后的学习能力和工作成就，其危害性受到全世界广泛关注。

造成我国儿童铅中毒的主要污染源来自工业性铅污染和生活性铅污染。工业性铅污染是造成我国儿童铅中毒的一个重要原因，涉铅企业主要包括如下一些工业：铅矿开采、冶炼，蓄电池生产、回收，废旧电器拆解，五金加工及化工，造船及船舶拆解，电缆制造及钢丝绳生产等。

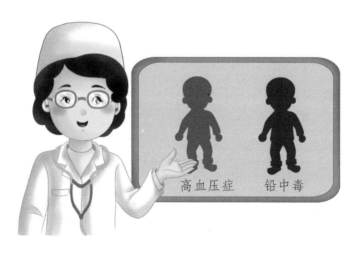

此外，生活源性铅污染也是造成儿童铅中毒非常重要的原因。由于铅化物有止惊、化痛和收敛作用，民间有些土方、偏方中会使用铅化物矿粉，这些铅化物包括四氧化三铅（红丹）、一氧化铅（黄丹）、碱式碳酸铅等。因此，临床上有许多因外敷或内服含铅化合物治疗白癜风、皮肤湿疹、癫痫、腹泻、咳喘、口腔疾病及驱虫等而导致铅中毒的病例。其中最常见，也是最为严重的，就是给新生儿或婴幼儿使用红丹粉（桃丹）或黄丹粉等铅化物，将其单独使用或掺入市售爽身粉中进行皮肤护理，在江西和福建省的大部分地区，以及浙江南部和江苏北部地区，这是一种传统习俗。由于儿童，特别是婴幼儿的手—口动作多，在使用含铅丹粉护理皮肤的同时，极易造成误食而中毒；在北方，经常有用铅化物粉末治疗口腔溃疡的习俗，也极易引起儿童铅中毒；在浙江部分地区有用锡壶盛放料酒或饮料的习俗，造成了许多家庭儿童铅中毒。

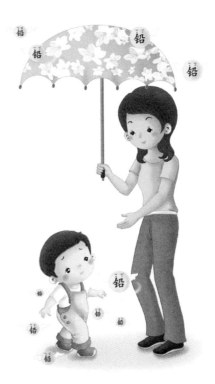

鲍奶奶提醒

判断儿童铅中毒的唯一方法就是进行血铅筛查。

0～3岁中国正常儿童体重发育标准

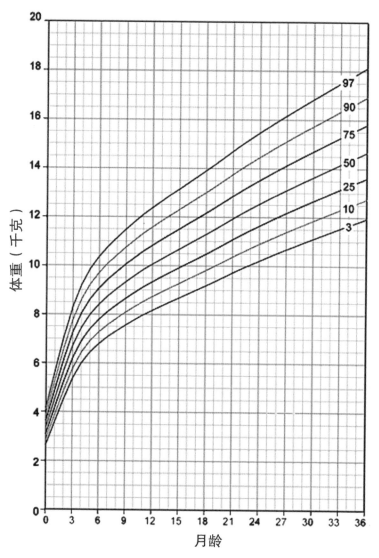

0～3岁中国男童的体重曲线图

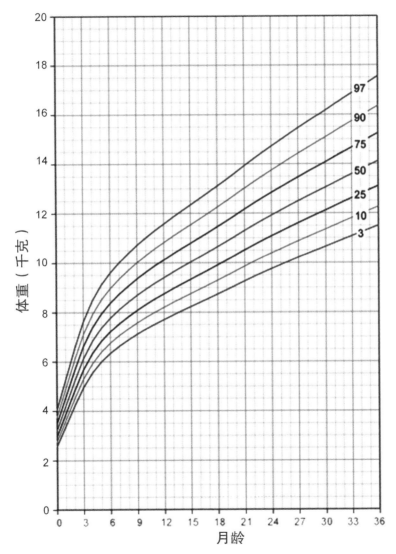

0～3岁中国女童的体重曲线图

7岁以下正常儿童体重参考标准（千克）

年龄	月龄	男童			女童		
		下限值	平均值	上限值	下限值	平均值	上限值
出生	0	2.26	3.32	4.66	2.26	3.21	4.65
	1	3.09	4.51	6.33	2.98	4.2	6.05
	2	3.94	5.68	7.97	3.72	5.21	7.46
	3	4.69	6.7	9.37	4.4	6.13	8.71
	4	5.25	7.45	10.39	4.93	6.83	9.66
	5	5.66	8	11.15	5.33	7.36	10.38
	6	5.97	8.41	11.72	5.64	7.77	10.93
	7	6.24	8.76	12.2	5.9	8.11	11.4
	8	6.46	9.05	12.6	6.13	8.41	11.8
	9	6.67	9.33	12.99	6.34	8.69	12.18
	10	6.86	9.58	13.34	6.53	8.94	12.52
	11	7.04	9.83	13.68	6.71	9.18	12.85
1岁	12	7.21	10.05	14	6.87	9.4	13.15
	15	7.68	10.68	14.88	7.34	10.02	14.02
	18	8.13	11.29	15.75	7.79	10.65	14.9
	21	8.61	11.93	16.66	8.26	11.3	15.85
2岁	24	9.06	12.54	17.54	8.7	11.92	16.77
	27	9.47	13.11	18.36	9.1	12.5	17.63
	30	9.86	13.64	19.13	9.48	13.05	18.47
	33	10.24	14.15	19.89	9.86	13.59	19.29
3岁	36	10.61	14.65	20.64	10.23	14.13	20.1
	39	10.97	15.15	21.39	10.6	14.65	20.9
	42	11.31	15.63	22.13	10.95	15.16	21.69
	45	11.66	16.13	22.91	11.29	15.67	22.49
4岁	48	12.01	16.64	23.73	11.62	16.17	23.3
	51	12.37	17.18	24.63	11.96	16.69	24.14
	54	12.74	17.75	25.61	12.3	17.22	25.04
	57	13.12	18.35	26.68	12.62	17.75	25.96
5岁	60	13.5	18.98	27.85	12.93	18.26	26.87
	63	13.86	19.6	29.04	13.23	18.78	27.84
	66	14.18	20.18	30.22	13.54	19.33	28.89
	69	14.48	20.75	31.43	13.84	19.88	29.95
6岁	72	14.74	21.26	32.57	14.11	20.37	30.94
	75	15.01	21.82	33.89	14.38	20.89	32
	78	15.3	22.45	35.41	14.66	21.44	33.14
	81	15.66	23.24	37.39	14.96	22.03	34.4

注：数值来源于卫生部妇幼保健与社区卫生司2009年颁布的《中国7岁以下儿童生长发育参考标准》

0～3岁中国正常儿童身长发育标准

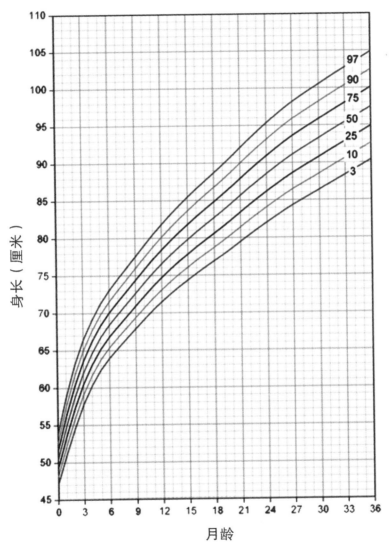

0～3岁中国男童的身长曲线图

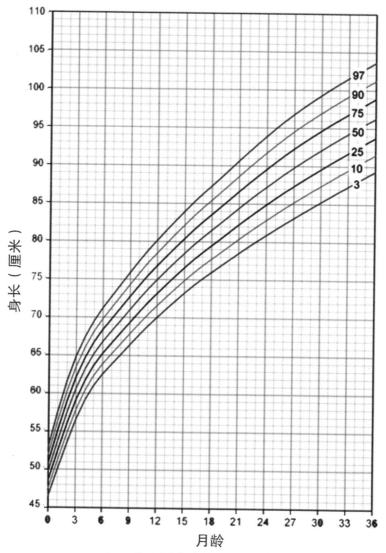

0～3岁中国女童的身长曲线图

7岁以下正常儿童身长参考标准（厘米）

年龄	月龄	男童			女童		
		下限值	平均值	上限值	下限值	平均值	上限值
出生	0	45.2	50.4	55.8	44.7	49.7	55
	1	48.7	54.8	61.2	47.9	53.7	59.9
	2	52.2	58.7	65.7	51.1	57.4	64.1
	3	55.3	62	69	54.2	60.6	67.5
	4	57.9	64.6	71.7	56.7	63.1	70
	5	59.9	66.7	73.9	58.6	65.2	72.1
	6	61.4	68.4	75.8	60.1	66.8	74
	7	62.7	69.8	77.4	61.3	68.2	75.6
	8	63.9	71.2	78.9	62.5	69.6	77.3
	9	65.2	72.6	80.5	63.7	71	78.9
	10	66.4	74	82.1	64.9	72.4	80.5
	11	67.5	75.3	83.6	66.1	73.7	82
1岁	12	68.6	76.5	85	67.2	75	83.4
	15	71.2	79.8	88.9	70.2	78.5	87.4
	18	73.6	82.7	92.4	72.8	81.5	91
	21	76	85.6	95.9	75.1	84.4	94.5
2岁	24	78.3	88.5	99.5	77.3	87.2	98
	27	80.5	91.1	102.5	79.3	89.8	101.2
	30	82.4	93.3	105	81.4	92.1	103.8
	33	84.4	95.4	107.2	83.4	94.3	106.1
3岁	36	86.3	97.5	109.4	85.4	96.3	108.1
	39	87.5	98.8	110.7	86.6	97.5	109.4
	42	89.3	100.6	112.7	88.4	99.4	111.3
	45	90.9	102.4	114.6	90.1	101.2	113.3
4岁	48	92.5	104.1	116.5	91.7	103.1	115.3
	51	94	105.9	118.5	93.2	104.9	117.4
	54	95.6	107.7	120.6	94.8	106.7	119.5
	57	97.1	109.5	122.6	96.4	108.5	121.6
5岁	60	98.7	111.3	124.7	97.8	110.2	123.4
	63	100.2	113	126.7	99.3	111.9	125.3
	66	101.6	114.7	128.6	100.7	113.5	127.2
	69	103	116.3	130.4	102	115.2	129.1
6岁	72	104.1	117.7	132.1	103.2	116.6	130.8
	75	105.3	119.2	133.8	104.4	118	132.5
	78	106.5	120.7	135.6	105.5	119.4	134.2
	81	107.9	122.3	137.6	106.7	121	136.1

注：表中3岁前为身长，3岁及3岁后为身高。数值来源于卫生部妇幼保健与社区卫生司2009年颁布的《中国7岁以下儿童生长发育参考标准》

0~3岁中国正常儿童头围发育标准

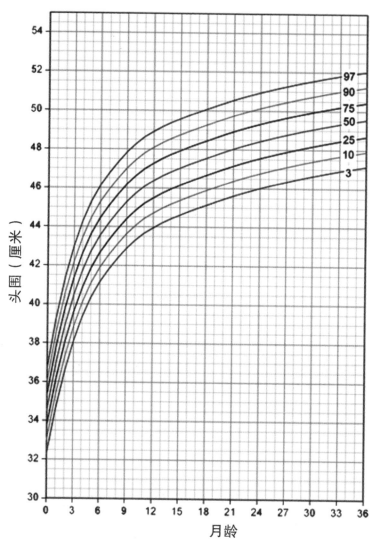

0~3岁中国男童的头围曲线图

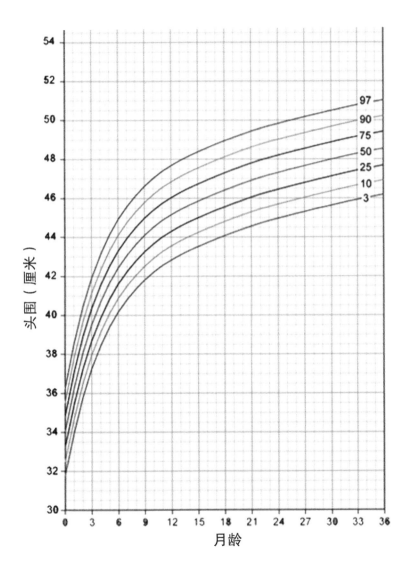

0～3岁中国女童的头围曲线图

7岁以下正常儿童头围参考标准（厘米）

年龄	月龄	男童			女童		
		下限值	平均值	上限值	下限值	平均值	上限值
出生	0	30.9	34.5	37.9	30.4	34	37.5
	1	33.3	36.9	40.7	32.6	36.2	39.9
	2	35.2	38.9	42.9	34.5	38	41.8
	3	36.7	40.5	44.6	36	39.5	43.4
	4	38	41.7	45.9	37.2	40.7	44.6
	5	39	42.7	46.9	38.1	41.6	45.7
	6	39.8	43.6	47.7	38.9	42.4	46.5
	7	40.4	44.2	48.4	39.5	43.1	47.2
	8	41	44.8	48.9	40.1	43.6	47.7
	9	41.5	45.3	49.4	40.5	44.1	48.2
	10	41.9	45.7	49.8	40.9	44.5	48.6
	11	42.3	46.1	50.2	41.3	44.9	49
1岁	12	42.6	46.4	50.5	41.5	45.1	49.3
	15	43.2	47	51.1	42.2	45.8	50
	18	43.7	47.6	51.6	42.8	46.4	50.5
	21	44.2	48	52.1	43.2	46.9	51
2岁	24	44.6	48.4	52.5	43.6	47.3	51.4
	27	45	48.8	52.8	44	47.7	51.7
	30	45.3	49.1	53.1	44.3	48	52.1
	33	45.5	49.3	53.3	44.6	48.3	52.3
3岁	36	45.7	49.6	53.5	44.8	48.5	52.6
	42	46.2	49.9	53.9	45.3	49	53
4岁	48	46.5	50.3	54.2	45.7	49.4	53.3
	54	46.9	50.6	54.6	46	49.7	53.7
5岁	60	47.2	51	54.9	46.3	50	53.9
	66	47.5	51.3	55.2	46.6	50.3	54.2
6岁	72	47.8	51.5	55.4	46.8	50.5	54.4

注：数值来源于卫生部妇幼保健与社区卫生司2009年颁布的《中国7岁以下儿童生长发育参考标准》

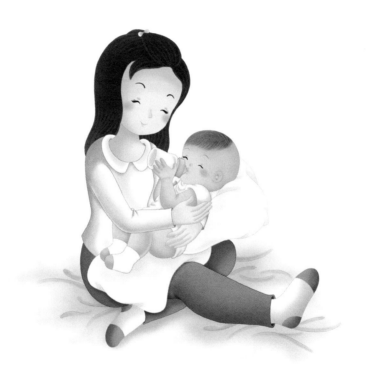